U0302198

杨燕宁 / 著

病毒性角膜炎
杨燕宁 2019 观点

科学技术文献出版社
SCIENTIFIC AND TECHNICAL DOCUMENTATION PRESS
·北京·

图书在版编目（CIP）数据

病毒性角膜炎杨燕宁2019观点 / 杨燕宁著. —北京：科学技术文献出版社，2019.5（2019.12重印）

ISBN 978-7-5189-5239-7

Ⅰ.①病…　Ⅱ.①杨…　Ⅲ.①病毒病—角膜炎—防治　Ⅳ.① R772.21

中国版本图书馆 CIP 数据核字（2019）第 027939 号

病毒性角膜炎杨燕宁2019观点

策划编辑：蔡　霞　　责任编辑：蔡　霞　　责任校对：张吲哚　　责任出版：张志平	

出　版　者　科学技术文献出版社

地　　　址　北京市复兴路15号　　邮编　100038

编　务　部　（010）58882938，58882087（传真）

发　行　部　（010）58882868，58882870（传真）

邮　购　部　（010）58882873

官方网址　www.stdp.com.cn

发　行　者　科学技术文献出版社发行　全国各地新华书店经销

印　刷　者　北京虎彩文化传播有限公司

版　　　次　2019 年 5 月第 1 版　2019 年 12 月第 3 次印刷

开　　　本　710×1000　1/16

字　　　数　51千

印　　　张　6　彩插4面

书　　　号　ISBN 978-7-5189-5239-7

定　　　价　78.00元

序
Foreword

韩启德

　　欧洲文艺复兴后，以维萨利发表《人体构造》为标志，现代医学不断发展，特别是从 19 世纪末开始，随着科学技术成果大量应用于医学，现代医学发展日新月异，发生了根本性的变化。

　　在过去的一个世纪里，我国现代化进程加快，现代医学也急起直追。但由于启程晚，经济社会发展落后，在相当长的时期里，我国的现代医学远远落后于发达国家。记得 20 世纪 50 年代，我虽然生活在上海这个最发达的城市里，但是母亲做子宫切除术还要到全市最高级的医院才能完成；我患猩红热继发严重风湿性心包炎，只在最严重昏迷时用过一点青霉素。20世纪60—70年代，我从上海第一医学院毕业后到陕西农村基层工作，在很多时候还只能靠"一根针，一把草"治病。但是改革开放仅仅30多年，我国现代医学的发展水平已经接近发达国家。可以说，世界上所有先进的诊疗方法，中国的医生都能做，有的还做得更好。更为可喜的是，近年来我国医学界开始取得越来越多的原创性成果，在某些点上已经处于世界领先地位。中国医生已经不再盲从发达国家的疾病诊疗指南，而能根据我们自己的经验和发现，根据我国自己的实际情况制定临床标准和规范。我们越来越有自己的东西了。

要把我们"自己的东西"扩展开来，要获得越来越多"自己的东西"，就必须加强学术交流。我们一直非常重视与国外的学术交流，第一时间掌握国外学术动向，越来越多地参与国际学术会议，有了"自己的东西"也总是要在国外著名刊物去发表。但与此同时，我们更需要重视国内的学术交流，第一时间把自己的创新成果和可贵的经验传播给国内同行，不仅为加强学术互动，促进学术发展，更为学术成果的推广和应用，推动我国医学事业发展。

我国医学发展很不平衡，经济发达地区与落后地区之间差别巨大，先进医疗技术往往只有在大城市、大医院才能开展。在这种情况下，更需要采取有效方式，把现代医学的最新进展以及我国自己的研究成果和先进经验广泛传播开去。

基于以上考虑，科学技术文献出版社精心策划出版《中国医学临床百家》丛书。每本书涵盖一种或一类疾病，由该疾病领域领军专家撰写，重点介绍学术发展历史和最新研究进展，并提供具体临床实践指导。临床疾病上千种，丛书拟以每年百种以上规模持续出版，高时效性地整体展示我国临床研究和实践的最高水平，不能不说是一个重大和艰难的任务。

我浏览了丛书中已经完稿的几本书，感觉都写得很好，既全面阐述有关疾病的基本知识及其来龙去脉，又介绍疾病的最新进展，包括笔者本人及其团队的创新性观点和临床经验，学风严谨，内容深入浅出。相信每一本都保持这样质量的书定会受到医学界的欢迎，成为我国又一项成功的优秀出版工程。

《中国医学临床百家》丛书出版工程的启动，是我国现代医学百年进步的标志，也必将对我国临床医学发展起到积极的推动作用。衷心希望《中国医学临床百家》丛书的出版取得圆满成功！

是为序。

作者简介

Author introduction

杨燕宁，医学博士，教授，武汉大学人民医院眼科中心主任医师，硕士研究生导师。2002年毕业于德国埃森大学临床医院眼科中心。美国UCSD Shiley眼科中心高级访问学者。现任中华医学会眼科学分会角膜病学组委员、湖北省生物医学工程学会眼生物材料专业委员会主任委员、湖北省医学会眼科学分会常务委员、湖北省中西医结合学会眼专业委员会副主任委员、海峡两岸医药卫生交流协会眼科学专业委员会委员。

主持国家自然科学基金项目3项，以及中国工程院咨询研究项目、湖北省自然科学基金面上项目、教育部留学归国人员基金项目等。参与编写及翻译医学著作6部。

在武汉大学人民医院眼科中心临床工作二十余年，曾获得武汉大学人民医院首届青年科技奖，优秀硕士生导师、武汉大学人民医院先进工作者、优秀党员、突出贡献核心人才等荣誉称号。主持的科研项目曾多次获得湖北省科学技术进步奖、湖北省重大科学技术成果奖、武汉市科学技术进步奖等奖项。曾多次受邀参加全国各地学术性会议。

长期从事眼前节疾病的诊治工作，尤其擅长角膜病、眼表疾病及炎症性眼病的基础研究及临床诊治，开展各种角膜移植手术效果显著。

前 言

Preface

"疱疹"这个名字起源于古希腊语，是"爬行"或"葡匐"的意思。疱疹病毒感染性疾病率先由希波克拉底提出，生殖器疱疹被首次报道是在 18 世纪法国路易十五时期。在过去的 150 年中，由疱疹病毒及其所致疾病的性质已经被阐明了一部分。疱疹病毒可感染人类且致病这一说法被认可至少三千年了。但研究的里程碑，例如：证明病原体的感染性、理解潜伏期和再活化的基本概念、发明特定的抗病毒药物及对整个病毒基因组进行测序，都是 20 世纪生物医学研究中生物和分子革命的产物。尽管疱疹病毒感染不能像人类免疫缺陷病毒（HIV）一样被人们所关注，但是针对其的研究在眼科学、皮肤科学、儿科学、妇产科学和神经科学领域仍然具有重大的医学意义。

病毒性角膜炎是世界上导致角膜盲最主要的疾病之一，全球每年至少有 40 000 例患者因患这一疾病导致严重的视力受损。病毒性角膜炎可以分为Ⅰ型、Ⅱ型单纯疱疹病毒，水痘 - 带状疱疹病毒，腺病毒，巨细胞病毒和 EB 病毒。在中国，Ⅰ型、Ⅱ型单纯疱疹病毒和水痘 - 带状疱疹病毒是常见且重要的嗜神经性病毒。Ⅰ型单纯疱疹病毒感染引起的病毒性角膜炎是中国临床工作中最为常见的角膜炎，也是引起失明最主要的角膜疾病之一。

近年来，病毒性角膜炎患病率与日俱增。为了减少乃至避免严重的后果，加强对这种疾病的认识和施行规范化治疗显得尤为重要。目前，诊断病毒性角膜炎主要取决于眼科医生的专业意见。对临床医生来说，仅仅通过临床表现很难做出正确的诊断。其他病原体感染角膜可以发生和病毒性角膜炎相同的临床表现，很容易将其误诊为病毒性角膜炎。

此外，尽管治疗病毒性角膜炎方面有一定进展，但有些问题仍然存在争议。因此，诊断和治疗病毒性角膜炎是一项巨大的挑战。本书主要从流行病学、病因与诱因、发病机制、临床特征、诊断及鉴别诊断及治疗等方面入手，介绍病毒性角膜炎的相关进展，作为临床上指导诊断、治疗和改善预后的参考书。

对于为本书顺利出版提供意见的黄林英、袁静、饶卓群、柯兰、李经伟、郭婉若、吴晓玉、肖羽、方静雯、潘玉苗等同道及后辈们，表示衷心感谢！对科学技术文献出版社的编辑与工作人员表示最诚挚的感谢！

杨燕宁

目　录
Contents

病毒性角膜炎的流行病学

1. 单纯疱疹病毒性角膜炎是中国最常见的病毒性角膜炎

在自然界中，已知的疱疹病毒有 100 余种，其中能感染眼部的有 I 型单纯疱疹病毒（herpes simplex virus type 1，HSV-1）、Ⅱ型单纯疱疹病毒（herpes simplex virus type 2，HSV-2）、水痘－带状疱疹病毒（VZV）、腺病毒（AV）、巨细胞病毒（CMV）和 EB 病毒（EBV）（表 1）。其中，I 型单纯疱疹病毒、Ⅱ型单纯疱疹病毒和水痘－带状疱疹病毒感染所致的眼科疾病常见。在中国，病毒性角膜炎主要由 I 型单纯疱疹病毒和水痘－带状疱疹病毒感染引起。其中，I 型单纯疱疹病毒感染性角膜疾病是世界上患病率最高的感染性角膜疾病，也是导致角膜盲最主要的疾病之一。

据文献报道，单纯疱疹病毒性角膜炎（herpetic simplex keratitis，HSK），发病率约 150 万 / 年，其中导致严重视觉损害或角膜盲者约 4 万 / 年。几乎所有的成年人都曾经感染过单纯疱疹病毒。除眼部疾病外，一旦感染病毒还会出现全身多部位或者是多器官的疾病，如甲沟炎、生殖器疱疹、口唇疱疹、病毒性脑炎和面部疱疹等。

表1 眼部相关病毒导致的眼部表现

病毒	眼部表现
HSV-1，HSV-2	睑缘炎、结膜炎、角膜炎、前葡萄膜炎、视网膜坏死
VZV	睑缘炎、结膜炎、角膜炎、前葡萄膜炎、视网膜坏死
EBV，AV	上皮和角膜基质炎
CMV	上皮和角膜基质炎、角膜内皮炎和视网膜炎

2. 行为和性模式的变化导致了单纯疱疹病毒流行病学模式的变化

单纯疱疹病毒一般分为两类，Ⅰ型单纯疱疹病毒（HSV-1）和Ⅱ型单纯疱疹病毒（HSV-2）。HSV-1 主要通过口对口的接触传播，造成口腔内或口腔周围的感染。HSV-2 几乎完全是通过性行为传播，造成生殖器或肛门部位的感染。然而，因社会行为和性模式的变化，导致了 HSV-1 也可以通过口对生殖器的接触传播引起生殖器部位生殖器疱疹，而 HSV-2 也可以通过分娩从母体传播给新生儿，引起新生儿眼部疱疹病毒感染。这也说明许多发达国家 HSV-1 相关血清特异性检查阳性率随年龄增长而下降，而生殖器 HSV-2 感染则有所增加。同样，这种变化意味着未来新生儿疱疹性眼病的患病率可能随着时间的增加而增加，并可能导致继发急性视网膜坏死的发生率增加。

有相关报道表明，先出现 HSV-2 的生殖器感染可以使得口咽免受 HSV-1 的感染，然而先出现 HSV-1 的生殖器感染是否会使得口咽对 HSV-1 免疫，并限制三叉神经节中 HSV-1 的扩散，仍有待确定。现在仍需要进一步研究，以揭示不同年龄时期或者不同身体部位感染病毒是否会影响角膜疾病发病的类型和复发率。

单纯疱疹病毒性角膜炎的发病机制

3. 单纯疱疹病毒不仅潜伏在三叉神经节及泪液内，还潜伏在角膜中

HSV-1 在急性感染期可存在于三叉神经节及泪液中，角膜被作为 HSV-1 的第二潜伏部位。早先认为，在原发感染后单纯疱疹病毒只潜伏在三叉神经节内，当全身的细胞免疫功能降低时，病毒活化并沿着三叉神经下行，在角膜内形成复发感染。随着时代的发展和研究的进一步深入，中国角膜病学专家谢立信院士已经通过研究证实，单纯疱疹病毒原发感染后在角膜内也可形成潜伏感染。研究认为，角膜基质细胞起源于神经嵴，具有神经嵴源性，其在一定条件下可转化为神经前体细胞。角膜基质细胞的异质性为 HSV-1 在角膜组织内形成潜伏感染提供了理论基础。

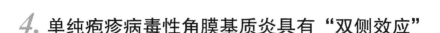

4. 单纯疱疹病毒性角膜基质炎具有"双侧效应"

在潜伏期，HSV-1 既可在患侧眼的三叉神经节内形成潜伏感染，又可在对侧三叉神经节内形成潜伏。这一现象已经被 Müller 等研究学者所证实。他们通过研究单侧 HSK 患者患眼和对侧眼的角膜神经形态和内皮细胞密度，证实患眼和未患有 HSK 的对侧眼的中央角膜内皮细胞密度降低，鼻下神经数量减少、长度缩短和角膜知觉下降，表明角膜神经的分布与内皮细胞的稳态可能存在潜在的联系。此外，每只眼中的 HSV-1 毒株在神经毒力、耐药性和临床表现方面可能不同。这项研究最重要的是展现出 HSK 的双侧效应，特别是在角膜内皮细胞密度和角膜神经分布方面的表现。HSK 的双侧效应对未来 HSK 的治疗、预防和管理等方面，特别是在全身使用抗病毒药物治疗方面都起着举足轻重的作用。

5. 单纯疱疹病毒性角膜基质炎的发病机制至今尚未完全阐明

单纯疱疹病毒性角膜基质炎（herpes stromal keratitis，HSK）的发病机制尚不清楚。目前经典的理论认为，HSV-1 感染角膜组织及宿主的免疫病理损害是 HSK 发生发展的主要机制。

在病毒感染角膜上皮后，与角膜上皮相邻的基质组织中主要发生炎症细胞的浸润。从角膜缘血管逃逸而来的炎性细胞可能是响应被病毒感染的细胞产生的信号分子。基质中的多形核白细胞主要负责清除病毒。早期参与反应的多形核白细胞及其他细胞通过释放促炎细胞因子促进持续的炎症过程。由多形核白细胞释放的两个关键因子，包括先前形成的血管内皮生长因子（VEGF），以及破坏基质的组织基质金属蛋白酶（MMP）-9，两者均参与新生血管形成。虽然多形核白细胞调控着早期炎症阶段，但其他细胞类型也出现在基质的炎症反应中，包括巨噬细胞、树突细胞和自然杀伤细胞（natural killer cell，NK）。NK 细胞和巨噬细胞可能参与角膜病毒的清除，也可以作为细胞因子、趋化因子和血管生成因子的来源。

病毒感染后的几天，来自结膜的朗格汉斯细胞可能会侵入角膜。据推测，朗格汉斯细胞可以作为细胞因子和趋化因子的来源，但是它们在角膜基质炎的发病机理中的主要功能可能是将病毒抗原转运到发生免疫应答的淋巴组织。其中，B 淋巴细胞和 T 淋巴细胞均参与对病毒的特异性免疫应答。这种对病毒的一系列免疫应答反应可保护宿主免受弥散性病毒疾病的侵袭和死亡。

单纯疱疹病毒性角膜炎的
分类和临床表现

6. Holland 和 Schwartz 将单纯疱疹病毒性角膜炎分为感染性角膜上皮炎、神经营养性角膜病变、角膜基质炎和角膜内皮炎

在过去十年中，HSK 分类的术语已经发生了改变。为了统一疾病的诊断名称，在 1999 年，Holland 和 Schwartz 基于 HSV 角膜炎的解剖和病理生理学进行了系统的分类，他们试图纳入许多先前分类系统中的术语。在以前的文献中，类似的临床表现可以被不同的名称引用，如基质性角膜炎、盘状角膜水肿、盘状角膜基质炎和疱疹性角膜基质炎均用于描述角膜基质内宿主对病毒产生免疫反应的表现。在新命名中，角膜（上皮层、基质层或内皮层）的特异性水平与炎症原因（主要是感染性或免疫性）一起

被阐明。

在该分类模式中，有4个主要的HSV相关角膜疾病（表2）。①感染性角膜上皮炎，临床表现为宿主上皮细胞内活性病毒的复制引起。②神经营养性角膜病变，病因较复杂，通常认为是感染性和非免疫性的角膜神经分布异常。③角膜基质炎，该类别通常细分为以免疫为主的免疫性角膜基质炎和以感染为主的坏死性角膜基质炎。④角膜内皮炎，主要是角膜内皮层的炎症反应，HSV抗原、*HSV* DNA 和 HSV 病毒都已经在角膜内皮炎患者房水中发现。

表 2　单纯疱疹病毒性角膜炎的分类

总分类	亚分类
感染性角膜上皮炎	角膜囊泡、树枝状角膜溃疡、地图状角膜溃疡、边缘性角膜溃疡
神经营养性角膜病变	点状上皮糜烂、神经营养性溃疡
角膜基质炎	坏死性角膜基质炎、免疫性角膜基质炎
角膜内皮炎	线性、弥散性、盘状

（1）感染性角膜上皮炎

感染性角膜上皮炎常见临床表现是角膜囊泡、树枝状角膜溃疡、地图状角膜溃疡和边缘性角膜溃疡，是由角膜上皮内的活性病毒复制产生的。树枝状角膜溃疡和地图状角膜溃疡是最常见的病毒性角膜上皮炎。角膜囊泡和边缘性角膜炎较少见，常被认为是活动性感染。一般来说，角膜上皮炎患者存在畏光、疼痛和流泪。角膜中央出现病变患者可伴视力下降。

1）树枝状角膜溃疡

病毒性角膜炎的特征是树枝状角膜溃疡。该溃疡名称是由希腊语中"树"的含义衍生而来。最早的上皮病变表现出小的、隆起的、清晰的囊泡，荧光素染色呈阴性。这些病变是树枝状角膜溃疡的前体，可能未被认识或忽视。随着囊泡的合并，它们扩大并形成斑块。经典的树枝状角膜病变显示为由包含活病毒的肿胀上皮形成的栅栏样边界，伴有末端膨大的分枝。理论上，病毒的噬神经性导致树枝状角膜溃疡图案的方向和分支形状，这与角膜中神经束的解剖结构相关。经典的树枝状角膜溃疡沿着病变的区域都会出现荧光染色阳性，这些独特的染色性质有助于临床医生将这些病变与其他角膜病变区分开来。树枝状角膜溃疡通常在5～10天愈合，但还可以进展，特别是如果滥用局部糖皮质激素可发展形成地图状角膜溃疡。

2）地图状角膜溃疡

地图状角膜溃疡是扩大的树枝状角膜溃疡，其已经失去树枝状角膜溃疡的线性边界。类似于树枝状角膜溃疡，它以活病毒导致的肿胀上皮为边界。当溃疡延伸至基底膜时，可以形成真正的溃疡。地图状角膜溃疡愈合更慢。

3）边缘性角膜溃疡

HSV 感染后导致的边缘性角膜炎，是一种活动性病毒性疾病，但其接近角膜缘具有一些独特的临床特征。多形核白细胞从周边的角膜缘血管网聚集并迅速渗透角膜上皮，可导致角膜缘充血和溃疡区的角膜基质浸润。角膜缘严重的炎症由此可能解释一些患者经常表现出更多的症状且对治疗反应更差。

（2）神经营养性角膜病变

一种独特的临床疾病，其病因既不是感染性的，也不是免疫性的。它被认为是由角膜神经分布异常和泪液分泌减少引起的。神经损伤导致的角膜知觉下降，可能出现在部分角膜，随后发生反复的树枝状角膜溃疡，甚至可能波及全眼球。

神经营养性角膜病变早期临床表现为角膜上皮不规则或粗糙，点状角膜上皮缺损可能发展融合成片状角膜上皮缺损。神经营养性角膜病变的上皮缺损呈椭圆形，边缘平滑，溃疡边缘呈灰色隆起。持续存在的角膜上皮缺损通常导致角膜基质溃疡，伴随着轻度的前基质炎症。不恰当、过度使用抗病毒药物也可能加剧此疾病。神经营养性角膜病变的并发症包括角膜基质灰白色混浊、角膜融解、继发性细菌或真菌感染和新生血管形成，进展者可导致穿孔。

（3）角膜基质炎

HSV感染性角膜上皮炎可发展成角膜基质炎。角膜基质可能通过各种主要或次要机制感染HSV病毒并致病。继发性的原因可能是角膜上皮炎、神经营养性角膜病变或角膜内皮炎。角膜内皮炎是内皮水平的炎症反应，临床上包括角膜后沉淀（KPs）、葡萄膜炎、角膜上皮和基质水肿。HSV感染性角膜基质炎的分类尚不完善，其描述性术语常常混淆不清。主要涉及基质的两个主要临床疾病为坏死性角膜基质炎和免疫性角膜基质炎。

1）坏死性角膜基质炎

坏死性角膜基质炎可能由于病毒直接侵袭角膜基质而发生，相比免疫性角膜基质炎少见。坏死性角膜基质炎可出现致密的角膜基质浸润，伴有溃疡和坏死，临床表现为严重的感染性角膜炎。治疗坏死性角膜基质炎时必须排除细菌或真菌感染，病毒的复制和严重的宿主反应导致破坏性的角膜基质内炎症反应。严重的炎症反应甚至可能在短时间内导致角膜变薄和穿孔，在未进行抗病毒治疗的前提下局部使用糖皮质激素治疗被认为是其可能的危险因素。

2）免疫性角膜基质炎

免疫性角膜基质炎是常见的 HSV 感染慢性复发性表现。在文献中，一些学者将基质性角膜炎描述成任何具有炎症和新生血管形成的角膜基质疾病。

除此之外，还有一些学者则将新生血管形成的角膜基质疾病描述为梅毒性角膜炎。在分类系统中，Holland 和 Schwartz 建议将角膜基质炎术语指代任何免疫介导的角膜基质的炎症状态，无论是否伴有新血管形成、基质浸润的深度或何种病因引起的炎症。Holland 和 Schwartz 更倾向于免疫性角膜基质炎这一术语，因为它更详细地描述了疾病潜在的病理学。

HSV感染角膜基质性疾病约占眼部HSV感染性疾病的2%，

感染性角膜上皮炎 7 年内疾病复发者占 26%～48%，然而，角膜基质性疾病可能在角膜上皮炎后数天、数月、数年出现。有些复发甚至没有任何征兆，也没有初始感染。角膜基质炎主要是由 T 细胞介导的免疫炎症，但其发病机制未得到充分阐述。目前还不清楚病毒是否进入基质，如果是进入基质，是否是从感染的上皮扩散而来，或是否是通过轴突通路从三叉神经节传导而来。对角膜基质炎发病机制的大部分理解来自于小鼠模型的实验研究，特定的病毒基因组和动物的遗传背景可能会影响眼部疾病发展。因此，可能难以将所有实验室信息从动物模型推广到人类疾病中。

基质性炎症是所有免疫性角膜基质炎的统一特征。除了伴有 HSV 感染角膜上皮炎或神经营养性角膜溃疡的患者，几乎所有患者的角膜上皮是完整的。基质性炎症的类型和严重程度是可以变化的，基质浸润可伴有前房炎症和基质水肿。免疫性角膜基质炎可能是慢性或偶发性的，但具有复发性。治疗反应差的或未治疗的免疫性角膜基质炎可能导致严重的炎症、角膜基质瘢痕形成、角膜变薄、角膜新生血管形成、继发性脂质沉积和严重的视力丧失。

HSV 感染的基质浸润的一种独特表现是免疫环。免疫环被认为是抗原 - 抗体 - 补体沉淀物的表现。免疫环可以是单个和（或）多个，有时可能不完整，常位于角膜中央或旁中央的区域，是免疫患者局部产生抗原的标志。角膜新生血管形成是免疫性角膜基质炎的另一重要临床表现。

（4）角膜内皮炎

临床上，有一部分 HSV 感染性角膜炎患者表现为角膜基质水肿，但无基质浸润。这些患者的病变特征是 KP 处的基质和上皮水肿。当角膜基质无浸润或无新生血管形成时，临床上称为内皮炎。最初 KP 可能被广泛地基质水肿掩盖，在基质水肿消退时，KP 可能变得更加明显。大部分学者认为，内皮炎代表着内皮水平的炎症反应。KP 可出现在水肿的角膜基质下，而不会出现在非水肿的角膜基质下。如果不治疗，内皮炎可以发展成基质新生血管和瘢痕形成，这和免疫性角膜基质炎的临床表现相类似。如果病情迁延不愈，则会留有后遗症，如内皮细胞损失与慢性角膜水肿。

活体病毒在角膜内皮炎发病中可能起作用，有报道从角膜内皮细胞中检测出 HSV 抗原、*HSV* DNA 和 HSV 病毒。临床医生最重要的是关注由直接或间接免疫攻击引起的角膜内皮细胞失代偿。HSV 在内皮细胞中的复制可导致细胞表面病毒抗原的表达，从而被宿主细胞识别。在实验中，已经证明 CD4+T 细胞在 HSV 角膜炎中发挥调控作用。由于角膜内皮细胞很少表达 CD4+T 细胞识别抗原所需的主要组织相容性复合体 II 类分子，所以这些细胞不太可能直接攻击内皮细胞。病毒诱导的炎症导致血源性抗原呈递细胞募集到基质中，随后这些细胞激活 CD4+T 细胞。活化的 CD4+T 细胞可以释放免疫调节剂进入局部微环境，如对内皮细胞产生直接毒性作用的细胞因子。免疫所导致的细胞破坏可能比来自病毒复制的细胞融解更有害，这就解释了为什么在控制该疾病和阻止内皮细胞损失方面用皮质类固醇药物治疗非常有效。

许多临床医生根据 KP 的分布、角膜基质和上皮水肿的形态对角膜内皮炎进行分类，依据临床表现分为三类，为盘状角膜内皮炎、弥漫性角膜内皮炎和线性角膜内皮炎。

1）盘状角膜内皮炎

盘状角膜内皮炎是内皮炎最常见的一种类型。一般这样的患者表现出圆形的角膜基质水肿和中央或旁中央区存在 KP，同时出现畏光等轻度不适症状，视力根据基质水肿的位置和程度而变化。此疾病表现的角膜水肿通常跨越整个基质厚度，外观上与磨玻璃相似，且水肿在感染的角膜和未感染的角膜之间划分明显，一般不出现角膜基质新生血管形成和浸润。角膜上皮可能是正常的或角膜基质水肿区域的上皮会出现微囊泡样改变，伴轻度至中度的虹膜炎，但是由于角膜水肿可能难以被发现。此外，部分患者也可能出现眼压升高的情况，这可能是因为炎症细胞阻断房水流出或原发性小梁网炎引起所导致。

2）弥漫性角膜内皮炎

弥漫性角膜内皮炎伴有广泛的基质水肿和全角膜的 KP。在感染性上皮角膜炎发生的数月至数年之后可能会出现。大多数弥漫性角膜内皮炎患者伴有眼痛、畏光、结膜充血和视力下降，可能还伴有轻度至中度的虹膜炎。并发有虹膜炎和小梁网炎的患者会出现眼压升高，未能控制的炎症可能导致瘢痕和新生血管形成。如果患者无既往史，需仔细检查角膜，寻找先前感染 HSV 的证据有助于诊断。HSV 感染是迄今为止最常见的导致临床出现盘状角膜内皮炎的原因。但其他原因（如水痘 - 带状疱疹病毒感染）也可以出现相似的表现。

3）线性角膜内皮炎

线性角膜内皮炎患者具有与其他类型相似的症状，包括眼痛、畏光和结膜充血。体征通常表现为沿着内皮的 KP 线，一般从角膜缘向角膜中央前进，常伴有 KP 和角膜缘之间的周边基质和上皮水肿。临床表现可能与角膜同种异体移植排斥反应的表现类似。

7. 中华医学会眼科学分会角膜病学组对单纯疱疹病毒性角膜炎进行分型及分期

HSK 是一种因 HSV-1 感染角膜而引发的眼科疾病。HSK 仍然是眼科临床医生面临的最具挑战性的疾病之一。HSK 具有多样的临床表现，可感染各层角膜。中华医学会眼科学分会角膜病学组依据 HSK 角膜病变的特征和病变部位，分为上皮型、基质型、内皮型，根据病程变化可分为活动期、稳定期和晚变期。对中国 HSK 的疾病诊断名称进行了统一，有效地避免了学者之间因疾病名称不一致出现的学术交流障碍。

8. 单纯疱疹病毒性角膜基质炎具有复发性

临床上，HSK 分为原发感染和复发感染。原发感染发生在儿童期，主要发生在接触感染后的皮肤黏膜，感染 HSV 后通常无症状，6% 被感染患者可能出现口咽病变和口唇部、头面部三叉神经分布区域的皮肤疱疹，眼部少有涉及，一旦涉及后表现为眼部的滤泡性结膜炎、点状角膜炎或树枝状角膜炎。

研究表明，约有 10% 的上皮型角膜炎患者最终会发生角膜基质型疾病，这些角膜基质型疾病对视觉的影响最大，且最难治疗。

此外，初发感染还可以同时合并上呼吸道感染和（或）发热，这是由于三叉神经节的病毒释放引起的。初次感染后，病毒在三叉神经节建立终身潜伏，当出现某些诱因（常为上呼吸道感染、月经期或过度疲劳等，下文会详细阐述）时，激活的病毒可以通过轴突逆行传播引起 HSK 的复发感染。

与原发感染相反，复发感染表现为免疫应答。在大多数情况下，免疫反应引起的病变不仅局限于角膜上皮，还会引起不同程度的角膜基质水肿。复发感染者表现为典型的角膜损害和病变部角膜知觉减低或消失，但病变部周围角膜的敏感性却相对升高，故患者主观症状有疼痛、畏光、摩擦感和流泪等刺激症状和视物模糊。有报道称，1 年、5 年、10 年、20 年复发率分别为 27%、50%、57%、63%，且有复发史者复发率则更高，其反复发作可致角膜组织，尤其是角膜基质不同程度的损伤，从而出现角膜融解、新生血管形成、继发性青光眼、溃疡穿孔及角膜瘢痕等严重病理损害。

病毒性角膜炎感染的诱因

9. 病毒性角膜炎的易感性与特应性皮炎联系最为密切

某些特异性（如特异性皮炎、过敏性鼻炎或者哮喘）或者是非特异性（如压力、紫外线、阳光暴露、季节改变、感冒发热、眼部外伤、皮质类固醇药物的使用或者配戴角膜接触镜）因素等可能是病毒性角膜炎感染的诱因。其中，特应性皮炎与 HSV 眼病联系最为密切，其次是哮喘。超过 1 种特应性疾病（如特应性皮炎）的存在，会增加患疱疹性眼病（包括 HSV 眼病和带状疱疹性眼病）的概率。患有特应性疾病患者与没有特应性疾病的患者相比，带状疱疹性眼病的发生率增加 2.0 倍，HSV 眼病的发生率增加 2.0 倍以上。此外，这可能与机体的免疫反应有关。特应性疾病（如哮喘、过敏性鼻炎和特应性皮炎）会增加 Th2 反应，导致白细胞介素 4 和 IgE 的水平升高，并可通过调节细胞因子的相互作用而削弱 Th1 反应。然而，细胞介导的免疫反应包括辅助 T 细胞、Th1 反应等均是抗疱疹性眼病（HSV 眼病、带状疱疹性眼病）的关键。研究发现患有特应性皮炎的患者中存在与皮肤屏障功能障碍相关的若干基因突变，而这可促成几种病原体（如 HSV）的定植。因此，特应性疾病患者可能会产生耐药或需要更长时间和更大剂量的抗病毒治疗来预防复发。

10. 当紫外线指数 ≥ 4 时，每周进行 8 个或 8 个小时以上的户外活动可增加 HSK 复发风险

初次感染后，HSV 可以在神经元细胞中潜伏。当某种因素使得 HSV 重新激活时，可导致角膜病变的反复发作，反复复发的 HSK 可引起角膜瘢痕形成，是视力丧失的主要原因。抗病毒治疗可用于治疗 HSK，同时还能用于预防 HSK 的复发。然而，预防性治疗并非完全有效。疱疹性眼病研究小组（HEDS）的调查发现，每周暴露在阳光下时间 > 21 个小时比 < 21 个小时的患者 HSK 复发的风险大 1.93 倍，尤其是在这种环境下每周进行 8 个或 8 个小时以上的户外活动。

当暴露于阳光中的紫外线指数值 ≥ 4 时，HSK 复发率更高，这可能与紫外线抑制免疫反应有关。紫外线可以抑制上皮细胞中

HSV 的抗原递呈，并可导致 I 型细胞因子释放的减少，从而影响机体对 HSV 产生的免疫学反应。同时，紫外线辐射可能直接激活 HSV 而影响 HSK 的复发。因此，建议患者避免在紫外线强的正午出行或进行户外活动，如果患者出行建议随身带有阻挡紫外线的帽子、太阳伞或者墨镜。

单纯疱疹病毒性角膜炎的辅助检查方法

11. 裂隙灯显微镜检查是眼科医生必须掌握的最基本的检查方法

裂隙灯显微镜是眼科使用最频繁的一种检查设备，可以通过裂隙灯显微镜清楚地观察眼部的部分结构。裂隙灯显微镜检查一直以来是诊断多种角膜疾病的主要方法，它不仅能展示角膜上皮水肿、缺失、角膜基质浸润、角膜后弹力层皱褶和 KP 等表现，还能随时监测角膜疾病的状态，为疾病的诊断提供一个最直接的依据。在裂隙灯显微镜下，可以观察到角膜的不同层次，从而初步诊断病毒性角膜炎的临床类型，以避免延误治疗的宝贵时间。临床上，能够熟练地使用裂隙灯显微镜是所有年轻眼科医生和医学生必须掌握的技能。

12. 共聚焦显微镜能以无创的活体检查方式对角膜进行直接观察

共聚焦显微镜检查是时下最流行的角膜成像手段，不仅在感染性角膜炎方面，还在酒渣鼻、干燥综合征、睑板腺功能障碍、干眼和 Stevens-Johnson 综合征等疾病中得到了应用。用共聚焦显微镜可以分析病毒性角膜炎患者角膜上皮细胞、角膜神经、角膜基质细胞和角膜内皮细胞的密度和形态变化，对病毒性角膜炎诊断和鉴别诊断提供了一个无创的活体检查方法。共聚焦显微镜超微且定量的优势可能有助于早期诊断病毒性角膜炎并预测神经营养性角膜病变的风险。

有意思的是，有研究用共聚焦显微镜观察病毒性角膜炎患者的患眼，发现角膜上皮细胞密度和形态学发生变化，且角膜基底下的神经丛减少，而观察对侧眼时发现角膜基底下神经丛也受到影响，但是角膜上皮细胞形态、密度和角膜知觉却不受影响，该结果在动物模型中也得到验证，这可能与单纯疱疹病毒潜伏在三叉神经中，而三叉神经支配双眼角膜神经有关。但为何对侧眼不出现症状，可能由于不同侧眼对单纯疱疹病毒的易感性不同，或是对侧眼的神经密度还没有降低到不足以维持上皮完整性的水平有关，这还需要进一步的研究。虽然临床上病毒性角膜炎以单侧常见，但是仍会有患者出现双眼病毒性角膜炎。因此，在诊疗过程中，还是需要注意患者对侧眼的状态，以避免难以预料的后果。

13. 病毒培养虽然是实验室诊断的金标准，但只能间接检测潜伏的病毒

临床上，一般基于在裂隙灯下观察到的角膜特征，即可诊断病毒性角膜炎。在缺乏典型临床表现的情况下，实验室检查则有助于做出明确的诊断，以避免误诊或不恰当治疗引起的并发症。现如今，已有各种病毒分离的技术成功地应用于临床单纯疱疹病毒检测中。

又称快速培养法（Shell vial assay）可在短时间内检测单纯疱疹病毒，是一种更简单、更便宜和高度特异性的方法。此方法已成功地应用于临床检测。虽然病毒培养仍然是感染性病毒检测的标准，但它只能间接检测潜伏病毒。病毒培养需要采集角膜组织标本，对角膜基质炎和角膜内皮炎的患者来说是有创检查，不建议使用。同时，病毒培养对于角膜深层的病毒检测来说是一种不敏感的技术。

14. 聚合酶链式反应检测单纯疱疹病毒的特异性和灵敏度均高

聚合酶链式反应（PCR）技术已被用于许多不同的临床样本，包括泪液、房水和角膜上皮，均用于探索疱疹病毒相关性眼部疾病。现有 PCR 技术的多重测定手段用于各种疱疹病毒感染的诊断，这对单纯疱疹病毒、水痘 - 带状疱疹病毒和巨细胞病毒感染

的鉴别诊断具有重大意义，因为用于治疗不同疱疹病毒感染的角膜疾病的药物是不同的。有研究表明，多重 PCR 方法为检测泪液中的疱疹病毒提供了有效的手段，其高灵敏度可以诊断病毒分离和培养结果阴性，或临床表现非典型，或无溃疡表现的急性单纯疱疹病毒感染。PCR 在眼部疱疹病毒感染检测中的特异性和灵敏度已被证明是 72% 和 82%。通过 PCR 检测 *HSV-1* DNA 能够提供病毒 DNA 存在的证据，但并不意味着此病毒具有功能性和可复制性。同样，PCR 可以检测到一部分病毒 DNA，但不能够区分潜伏感染和正在感染。虽然 PCR 检测角膜中 *HSV-1* DNA 的灵敏度较高，但是在角膜基质炎最后一次发作和角膜移植手术之间时隔较长的患者中检测的敏感性似乎降低了。尽管如此，PCR 仍然是分子诊断的黄金标准。

15. 免疫层析测定试剂盒是检测 HSV 上皮型角膜炎快速有效的方法

最近，一种快速和有效检测 HSV 的方法是免疫层析测定（immunochromatographic assay，ICGA）试剂盒。它主要是采用抗 HSV 糖蛋白 D 的单克隆抗体进行检测。该试剂盒在 15 分钟内即可诊断，不需要进行培训或具备专业知识。有研究将其与免疫荧光和 PCR 进行比较，探讨了 77 例临床诊断为病毒性角膜炎患者的疗效，结果表明与临床诊断和 RT-PCR（100%）相比，该 ICGA 试剂盒对于检测角膜刮片中的 HSV-1 具有高度的特异性，但不具备敏感性（RT-PCR 与 ICGA 试剂盒分别为 62%、55%）；与免疫荧光相比，ICGA 试剂盒同样表现出中等特异性（81.5%）和敏感性（63.6%）。研究结果表明，虽然 ICGA 试剂盒可能不适合作为一般的筛选工具，但它可以在简易环境下用于诊断非典型表现的病毒性角膜炎。鉴于儿童 HSK 的高误诊率和非典型表现，ICGA 试剂盒在儿科人群中可能有较好的诊断价值。

虽然大多数 HSK 病例是根据临床检查诊断出来的，但是非典型表现的患者确诊需要依赖于实验室检查，以确保能够更迅速和明确的诊断。临床和实验室检查除了上述几项手段外，还有免疫荧光染色、免疫组化、血清学和细胞性检测等方法可对 HSV 进行检测，然而这些方法应用少，且临床上难以开展，在此不加赘述。

单纯疱疹病毒性角膜炎的诊断和鉴别诊断

16. 反复发作的病史和典型的角膜体征是诊断 HSK 的依据

疾病的临床表现形式千变万化，正确的诊断并不单独依靠一个环节进行，需要综合患者的病史、症状、体征、辅助检查等多个环节，以循证医学为基础，方可做出最终的诊断。HSK 患者可通过既往反复发作的病史、全身表现、角膜知觉检查及裂隙灯显微镜等辅助检查来进行诊断。当诊断可疑时，可进行角膜刮片、PCR、病毒分离培养等实验室检查进行确诊。

17. 诊断 HSK 时需要与其他眼部疾病相鉴别

（1）与细菌性角膜炎相鉴别

细菌性角膜炎（如匐行性角膜溃疡、绿脓杆菌性角膜溃疡）

发病前多有角膜外伤或者慢性泪囊炎病史，起病急，发展快，分泌物多，眼部多表现为混合性充血及球结膜水肿，有的甚至出现严重的虹膜睫状体炎，容易并发前房积脓或溃疡穿孔，可通过细菌培养进行区别，并通过药敏试验选择合适的抗生素（表3）。

表 3 细菌性角膜炎和 HSK 的鉴别

鉴别诊断	细菌性角膜炎	HSK
病因	细菌感染	病毒感染
起病	急	慢
病程	短	反复发作
眼部表现	分泌物多，眼部多表现为混合性充血及球结膜水肿，有的甚至出现严重的虹膜睫状体炎	畏光、流泪等一般表现，不同类型 HSK 表现不尽相同
角膜知觉	敏感	降低甚至消失
前房积脓	多见	少
角膜穿孔	多	少
辅助检查	刮片细菌培养	共聚焦显微镜、病毒培养、PCR、ICGA 试剂盒
药物治疗	抗菌药物	抗病毒药物、皮质类固醇激素

（2）与角膜内皮炎相鉴别

HSK 基质型表现为角膜基质盘状渗出、混浊和水肿，同时，基质炎时血管内皮生长因子 (vascular endothelial growth factor，VEGF) 在感染 24 小时内表达升高，因此角膜基质有大量新生血管长入。HSK 内皮型引起的是以基质水肿为主，可为盘状水肿，但是以角膜内皮细胞功能受损为主要表现；角膜内皮炎症反应累及的区域角膜基质水肿增厚，上皮下水泡；HSK 内皮型角膜水肿区对应的角膜内皮面有大量 KP 聚集，没有 KP 的区域很少有角膜水肿出现，一般没有渗出和新生血管。HSK 内皮型控制后，角膜基质可完全透明，不留任何瘢痕，而 HSK 基质型常在多次炎症反应后留有角膜基质的混浊；HSK 内皮型常伴有轻或中度的虹膜炎，HSK 基质型一般不出现前房反应（表 4）。

表 4　HSK 内皮型和 HSK 基质型的鉴别

	HSK 内皮型	HSK 基质型
病因及发病特征	中老年发病、单眼、上感、劳累等病史 反复发作	
症状	充血、畏光、流泪、视物模糊	
角膜上皮	上皮下水泡	完整
角膜基质	内皮炎症区基质水肿增厚	盘状混浊和水肿，可有新生血管深入
角膜内皮	角膜内皮细胞功能受损	多不受损
角膜后沉着物	角膜水肿区对应的角膜内皮面有大量 KP 聚集	多无 KP
其他	常伴有轻或中度的虹膜炎	一般不出现前房反应

（3）与舍格伦综合征相鉴别

最初容易误诊为 HSK。临床上，舍格伦综合征患者有长期的眼干、口干和关节痛病史，眼表损害可表现为泪液分泌量下降、角膜上皮出现点状脱失、角膜上皮丝状物形成，严重者角膜上皮糜烂，多为双眼发病，且局部和全身抗病毒药物治疗无效而呈加重趋势。一般舍格伦综合征患者自身抗体 SSA 和 SSB 呈阳性，口腔黏膜组织大量淋巴细胞浸润，符合舍格伦综合征的诊断（表 5），可通过免疫学相关检查和口腔黏膜活检进行区别。

表 5　舍格伦综合征的诊断标准

鉴别诊断	具体内容
口腔症状	3 项中有 1 项或 1 项以上
	1. 每日感口干，持续 3 个月以上
	2. 成年后腮腺反复持续肿大
	3. 吞咽干性食物时需要用水帮助
眼部症状	3 项中有 1 项或 1 项以上
	1. 每日感到不能忍受的眼干，持续 3 个月以上
	2. 有反复的沙子进眼或砂磨感
	3. 每日需要滴人工泪液 3 次或 3 次以上
眼部体征	下述检查任 1 项或 1 项以上阳性
	1.Schirmer Ⅰ试验（+）（≤ 5mm/5min）
	2. 角膜染色（+）（≥ 4van Bijsterveld 计分法）
组织学检查	下唇腺病理示淋巴组织灶≥ 1（指 4mm^2 组织内至少有 50 个淋巴细胞聚集于唇腺间质者为一灶）
唾液腺受损	下述检查任 1 项或 1 项以上阳性
	1. 唾液流率（+）（≤ 1.5ml/15min）
	2. 腮腺造影（+）
	3. 唾液腺同位素检查（+）
自身抗体	抗 SSA 或抗 SSB（+）（双扩散法）

18. 临床上需要注意不同角膜疾病所表现出的树枝状角膜病变

（1）与带状疱疹病毒性角膜炎相鉴别（表6）

带状疱疹性角膜炎（herpes zoster keratitis，HZK）患者的角膜假树枝状病灶多在角膜周边部，呈多发性、细小、略隆起，荧光素少有着色，色淡，末端无膨大，且多伴有带状疱疹皮疹或有带状疱疹病史（皮肤疱疹沿面部神经分布，不跨过中线，伴疼痛）。HSK上皮型角膜荧光染色可见中央溃疡染成深绿，病灶边缘包绕荧光素呈淡绿色，溃疡面浅凹，树枝末端膨大，角膜知觉减退。VZV更容易有后极部并发症，如黄斑囊样水肿、黄斑前膜、视神经乳头炎、视网膜纤维化和视网膜脱离。二者均可导致多种眼部疾病，如睑缘炎、结膜炎、巩膜炎、表层巩膜炎、角膜炎、前葡萄膜炎、玻璃体炎、视网膜炎，可通过荧光素染色、病史和全身情况进行区别。

（2）与复发性角膜上皮糜烂相鉴别

复发性角膜上皮糜烂愈合期的角膜糜烂常呈树枝状，该疾病患者往往有角膜擦伤史、角膜前基底膜营养不良病史或有眼部手术史，眼部疼痛常发生在晨起或睡眠时，或揉眼、睁眼时。反复、突发的眼部疼痛使得患者出现畏光、流泪、异物感等不适，可通过病史、荧光素染色和裂隙灯显微镜检查进行区别。

表 6　HSK 与 HZK 的鉴别

鉴别诊断	HSK	HZK
既往史	前期 HSV 感染史	有或无水痘－带状疱疹病毒皮疹史
潜伏部位	通过睫状支、上颌支、眼支顺行传入三叉神经	首先感染感觉神经，再转运至三叉神经
年龄	随年龄增长，发病率降低	随年龄增长，发病率增高
神经痛	少有	有
角膜知觉减退	有	全角膜、球结膜
神经营养性角膜病变	有	更易发生
角膜上皮缺损形态	典型树枝状	假树枝状
角膜基质	前、中、深基质	前基质，延伸到角膜缘＞1/3 的角膜直径，椭圆形，边界清晰
虹膜萎缩	有	弥漫性，提示病毒活动
诊断	PCR	

（3）与棘阿米巴角膜炎假性树枝状病变相鉴别

该疾病患者常有配戴软性角膜接触镜、未经消毒自来水接触眼部或接触镜使用不恰当史。棘阿米巴角膜炎具有与体征不符的眼部疼痛、眼红，一般呈慢性病程，可通过病史、荧光素染色和裂隙灯显微镜检查进行区别。

（4）与药物相关性角膜炎相鉴别

该疾病表现为角膜全表面细点状混浊，分布均匀，且有抗生素、抗病毒等眼药使用史，可通过现病史、既往史、荧光素染色和裂隙灯显微镜检查进行区别。

单纯疱疹病毒性角膜炎的治疗

19. 抗病毒是治疗 HSK 的基石

2011 年感染性角膜病临床诊疗专家共识中对于单纯疱疹病毒性角膜炎的药物治疗叙述如下：① HSK 上皮型：局部频繁滴用抗病毒滴眼液，禁止使用糖皮质激素滴眼液；② HSK 基质型：在局部和全身抗病毒药物治疗有效的情况下，适当使用糖皮质激素滴眼液；③ HSK 内皮型：局部和全身抗病毒药物和糖皮质激素联合应用，治疗期间要密切监测眼压变化；④ HSK 各型治疗的后期，应加用人工泪液以缓解眼部不适症状；⑤反复发作者应口服抗病毒药物预防复发。

治疗 HSK 仍然是一个临床挑战，其重点是阻止并发症（主要是角膜基质损伤和瘢痕形成）的发展。目前，所有注册的抗病毒药物都以 DNA 聚合酶为靶点。治疗 HSK 的常用药物包括碘脱氧尿嘧啶核苷（简称碘苷，国产名为疱疹净）、三氟胸腺嘧啶核苷、阿糖腺苷、阿糖胞苷、阿昔洛韦更昔洛韦。临床上，一线药物包括阿昔洛韦、喷昔洛韦、伐昔洛韦、泛昔洛韦。阿昔洛韦被用于 HSV 频繁复发的患者，伐昔洛韦和泛昔洛韦作为阿昔洛韦和喷昔洛韦的前体药物，常用于免疫功能低下和口服阿昔洛韦效果差的反复发作的 HSV 感染患者。

抗病毒药物可以局部使用或口服，口服抗病毒药物具有相对较少的眼部并发症。最初，医学家们成功地将阿昔洛韦、泛昔洛韦、伐昔洛韦使用在短期的初发或者复发病毒感染（尤其是患有生殖器疱疹者）和长期抑制治疗反复发作的生殖器疱疹，以及水痘 - 带状疱疹病毒感染（尤其是青少年和成人）的治疗上。这种成功引起了眼科学者们对眼部 HSV 感染的全身抗病毒治疗的兴趣。同时，证据也表明口服抗病毒药物在 HSK 患者治疗中特别有效。阿昔洛韦可在前房和三叉神经节内达到治疗水平，并且可能减少角膜中的病毒。抗病毒药物可用于 HSK 并发严重的角膜基质炎、角膜内皮炎、严重虹膜睫状体炎、小梁网炎的患者。大多数临床医生建议对接受局部抗病毒药物治疗的 HSK 患者进行全身抗病毒治疗。最常见的建议总结（表 7），按频率使用抗病毒药物，直到病情稳定后，其使用剂量可以改为预防剂量。

在局部应用眼膏方面，与阿昔洛韦相比，更昔洛韦具有优异的治愈率和更好的耐受性。更昔洛韦具有较少的局部不良反应，如灼烧感或视物模糊感的发生率较低。一部分患者采用抗病毒药物联合手术治疗可能具有更好的疗效。此外，局部使用环孢素可能与阿昔洛韦一样有效。环孢素已经显示在动物模型中证实可以减少 HSK 角膜基质的炎症和 haze 形成。但是，局部使用环孢素仍然存在争议，其是否有效的确凿性证据还需要进一步的临床试验来提供。

表 7　HSK 和 HZK 全身抗病毒药物的用法

药物名称	疾病名称	
	HSK	HZK
阿昔洛韦	400mg 5 次 / 天	800mg 5 次 / 天
伐昔洛韦	500mg tid	1000mg tid
泛昔洛韦	250mg tid	500mg tid

注：在发病的第一个 72 小时内口服抗病毒药物 7d，可以减轻疼痛、缩短病毒的持续时间、减少眼部并发症。

20. 目前眼部滴用糖皮质激素尚未形成统一的方案

局部糖皮质激素是治疗 HSK 药物中值得一提的治疗剂。开始使用糖皮质激素治疗时，应仔细权衡风险和收益。局部使用糖皮质激素治疗的优点，包括减少角膜和前房中的炎症、抑制角膜瘢痕和新生血管形成，还可能减少眼内后遗症（如继发性青光眼和虹膜后粘连）。除了可能导致激素性白内障和激素性青光眼外，使用糖皮质激素还有一个潜在的风险，就是促进病毒侵入角膜基质细胞，导致角膜基质坏死、继发性化脓性角膜炎和促进角膜穿孔等一系列并发症。

由于使用糖皮质激素可伴随不良反应，是否在 HSK 疾病中使用对临床医生来说仍然是一个困难的问题。什么情况下能用？什么情况下不能用？什么时候用？怎么用？这一系列问题仍然是眼科医生争论的话题。但在使用糖皮质激素时必须明确以下几点：

（1）明确适应证

激素在眼部的主要作用是抗炎、抗过敏和抗免疫。当患者眼部体征提示为 HSK 上皮型时，必须禁止使用激素。HSK 上皮型主要是以病毒复制为主，而激素能抑制机体免疫力，促进病毒的繁殖，加强病毒的侵袭能力，延缓角膜上皮愈合，从而延长病程和促使病情恶化。当患者眼部体征提示为 HSK 基质型时，可酌情使用激素。HSK 基质型的发病机制主要以免疫反应为主，而激素能抑制免疫反应，减轻水肿，减少角膜瘢痕和新生血管生成。在使用激素时，必须密切监测角膜，在抗病毒药物使用有效的前提下酌情加用激素。当基质坏死型角膜炎出现溃疡时，局部慎用激素。为尽快控制角膜的炎性反应，可行角膜溃疡清创联合羊膜覆盖或结膜瓣移植术，术后可局部使用激素。HSK 内皮型的病理损害是由病毒感染直接侵害和病毒抗原的迟发性超敏反应共同造成的，故需联合抗病毒与激素治疗。当患者眼部体征提示为神经营养性角膜病变时，需要停止局部抗病毒治疗，滴用人工泪液加强神经修复治疗，必要时联合羊膜覆盖或睑裂缝合术等手术治疗以加速愈合。

（2）原则上保证角膜的安全

使用糖皮质激素时以保证角膜的安全为首位。无论是局部使用还是全身使用激素都有可能带来并发症。

（3）随时监测病情变化

无论哪一种疾病都是会随着病程的变化而变化的，及时关注HSK 患者角膜情况，随时考虑是否加用激素，并对激素的用量、频次进行调整，才能保证治疗效果。

（4）减量时为逐级递减

一般激素治疗分为短期的冲击治疗和长期地维持治疗，需要长时间使用时，应对激素用量进行逐级递减，慢慢地降低激素的浓度和使用频次，避免激素的反跳作用。在治疗过程中，必须全程监控，定期随访。

21. 预防 HSK 复发仍然是一个挑战

在 1997 年，HEDS 曾进行过以口服阿昔洛韦的方式预防复发性 HSV 的临床试验。试验中 703 例 HSK 患者被随机分配到治疗组（口服阿昔洛韦 400mg）或安慰剂组（口服安慰剂400mg）。12 个月随访期内，HSK 复发率分别为治疗组 19% 和安慰剂组 32%。这项试验表明长期预防性口服阿昔洛韦对减少既往 HSK 患者的复发有效。

尽管 20 年来，国内外学者深入研究了 HSK，关于抗病毒预防剂量和持续时间的许多问题仍未得到答复。我们认为预防治疗方案应因人而异，除了考虑到患者的现病史，还需要考虑患者的既往治疗是否成功，HSK 影响视力的严重程度，视觉恢复的可能及生活、社会、经济环境的影响。由于长期局部使用抗病毒药物具有眼表毒性，推荐口服治疗。对于反复复发的严重 HSK 患者、独眼或进行了角膜移植术的高危人群，建议进行长期预防性治疗。对于剂量方面，建议口服阿昔洛韦 400mg bid 或口服伐昔洛韦 500mg qd，期间必须监测肝肾功能。在需要进行手术治疗时，建议在术前 7 天开始进行预防性治疗，在术后持续使用一段时间之后（1 ～ 18 个月），根据先前发作的严重程度、视力及手术情况酌情进行减量或者停用。

22. 在高危人群中合理使用抗病毒治疗必要时进行抗病毒药物耐药性监测

阿昔洛韦（ACV）是治疗 HSV 和 VZV 感染的一线药物。长期使用 ACV 治疗免疫功能低下患者的严重感染可导致耐药的发生。在这种状态下，角膜的免疫赦免部位可增加病毒的复制。在免疫功能低下的患者中，对 ACV 易感性低的 HSV 毒株的存活率相对高得多，在造血干细胞移植受体中 HSV 毒株存活为 3.5% ～ 14%，有时甚至高达 36%。

临床上，耐药菌株的角膜病毒感染诊断标准为：HSK 口服大剂量的阿昔洛韦、泛昔洛韦或伐昔洛韦治疗 7 ～ 10 天无效，VZV 10 ～ 14 天无效。同时，伴有免疫缺陷的患者，需要采取进一步的治疗。一旦高度怀疑此类感染，需静脉注射大剂量的阿昔洛韦（10mg/kg，每 8 小时）。如果在治疗 7 天后仍未见改善，则建议改为静脉注射膦甲酸钠（40mg/kg，每 8 小时）。在进行基因型或表型的检测后，如果仍未有效，则再次静脉注射大剂量的阿昔洛韦（10mg/kg，每 8 小时）；如果有效，则继续静脉注射膦甲酸钠（40mg/kg，每 8 小时）；如在治疗 7 天后仍未见改善，则再次考虑静脉注射大剂量的阿昔洛韦（1.5 ～ 2.0mg/kg·h）或静脉注射西多福韦（5mg/kg，每周一次，持续 3 ～ 4 周）。上述提及的基因型或表型的检测，是一种常用于诊断由耐药性 HSV 或 VZV 分离株引起感染的检测手段，可用于检测 HSV 和 VZV 感染的抗病毒药物耐药性。

随着科学技术的发展，现已经开发的用于产生重组病毒的基于分子生物学的系统快速而敏感，该系统基于分子生物学可以将未知的突变与药物表型联系起来，能改进抗病毒治疗期间多种耐药病毒种群及其时间变化的检测，从而可以更好地管理患者。值得庆幸的是，作用于不同病毒 DNA 聚合酶靶点的新型化合物正在开发中。

角膜移植在单纯疱疹病毒性角膜炎中的应用

23. 角膜移植术失败可归因于活动性疱疹疾病的复发和同种异体角膜移植排斥

角膜移植术是一种治疗由反复复发 HSK 所形成的角膜瘢痕的手术方法。在角膜移植手术中，原发病为 HSK 的占大多数。然而，这个群体角膜植片移植失败的风险相对较高。据报道，在系统的抗病毒疗法出现之前，HSK 患者角膜植片的存活率为 14%～61%。手术失败原因有两种，活动性疱疹疾病的复发和同种异体角膜移植排斥。由于许多文献中制定的诊断标准不规范、随访时间可变，存在多次接受角膜移植的现象，采用角膜移植术治疗 HSK 的相关文献难以说明问题。在没有出现复发性疱疹病毒感染（如树枝状角膜溃疡或地图状角膜溃疡）病理学体征的情况下，同种异体角膜移植排斥反应和病毒感染复发可能在临床上无法区分，也有可能两者均存在。因此，在已发表的研究中复发率和排斥率相对不准确。

24. 角膜移植可直接传播 HSV 或激活角膜中静止的 HSV

除了增加角膜移植失败的风险外，许多报告也强调了角膜移植术后感染性角膜上皮炎的发生。有报告表明，穿透性角膜移植术（Penetrating keratoplasty，PK）后角膜植片持续性上皮缺损与既往是否患 HSK 无关。有数据显示，如果在 PK 后提供常规的抗病毒药物进行预防性治疗，则病毒感染复发率将减小，角膜植片存活率将增加。HEDS 同样也认为如果患者用阿昔洛韦进行全身抗病毒治疗，疱疹性角膜上皮炎和角膜基质炎术后风险可以降低。因此，HSV 被认为是角膜移植失败和角膜内皮坏死的原因。

角膜移植术后复发性 HSV 感染主要是由 HSV 毒株再活化引起的，也会出现原发性感染部位再次感染新的 HSV 毒株的情况，且已经被 Remeijer 等学者通过基因分型的手段证实。感染新的 HSV 毒株的途径及其临床表现仍然是未知的。不同的 HSV 毒株诱导表现出不同的眼部病变。在角膜移植术后可能存在几种 HSV 来源，包括三叉神经节潜伏的病毒内源性再活化、宿主角膜中病毒的再激活、从供体组织带来的少量感染性病毒。一些基于人组织取样的观察数据和来自动物实验的数据表明，角膜本身存在持续感染或潜伏的可能性。在眼库中，约10%的供体角膜可检测出 *HSV-1* DNA。然而，角膜潜伏期仍然是争议的主题。

单纯疱疹病毒性角膜炎的随诊

25. 减少 HSK 的复发，重在预防

HSK 的治疗并不是最主要的，最主要的是预防 HSK 的复发。预防性的用药以防止 HSK 的复发，对提高患者的生活质量、视力均会有所帮助。治疗 HSK 最重要的还有对患者进行宣传教育。在面对患者时，必须告知他们避免诱因、预防性用药、定时随访，必须让患者知道反复复发会导致角膜盲，而一旦出现角膜盲，则只能进行角膜移植才有机会复明。

26. HSK 患者生活质量较其他眼科疾病差，应该重视这一疾病

HSK 是一种常见的眼科疾病，具有发病率高、复发率高等特点。在西方国家，每 10 万人中会有 150 人患病，40% 的患者会复发 2 ～ 5 次，11% 的患者一生中甚至会遭受 6 ～ 15 次复发

的痛苦，但先前未有一项研究能够严谨地评估 HSK 患者的生活质量和其究竟受到了多大的影响，以至于被下意识地认为这是一种小病。

HSK 与白内障、青光眼、老年相关性黄斑变性等眼科疾病根本无法相比。Reynaud 等研究团队首次对 HSK 患者的生活质量进行了研究，相对于其他感染性眼表疾病和非感染性眼表疾病，HSK 患者的生活质量下降相对更多；在影响患者生活质量的程度上，HSK 与其他威胁视力的疾病（如白内障、青光眼）几乎不相上下。考虑到 HSK 极高的发病率和复发率，以及 HSK 给患者带来的不能小觑的痛苦（不亚于青光眼、老年相关性黄斑变性等），都需要医患重视这一疾病。

病毒性角膜炎的不常见类型

27. 腺病毒性角膜炎是一种自限性疾病，治疗重在减轻症状，防止并发症

腺病毒性角膜炎患者一般都有流行性角结膜炎发生史。在流行性角膜炎、结膜炎感染急性期或慢性期，腺病毒一般很少侵犯角膜，一旦侵犯角膜则会出现小圆点状角膜上皮下浸润或混浊，形状类似钱币，又称"钱币状角膜混浊"。

一般腺病毒性角膜炎角膜浸润不侵及角膜基质，仅局限于角膜上皮下。引起腺病毒性角膜炎的常见的腺病毒亚型是血清8型，其可潜伏在扁桃体、淋巴细胞、腺样组织中，如若病毒抗原暴露则会触发宿主的迟发型免疫反应，但国内外对腺病毒性角膜炎的流行病学及发病机制的报道很罕见，具体的信息还需要更进一步的研究证实和验证。腺病毒性角膜炎患者早期可能出现结膜充血、结膜滤泡、结膜水肿、伪膜、暂时的角膜知觉下降，甚

至耳前淋巴结肿大。一部分患者一年后或数年后症状和体征可自发消失；另一部分患者疾病反复发作。感染后，角膜上皮下混浊可能会进展，进而影响视力。这种角膜混浊通常需要局部点用糖皮质激素治疗，无效且反复发作者可考虑环孢素等免疫抑制剂治疗。本病属自限性疾病，重在减轻症状，防止并发症。

2011 年，有美国学者首次报道了一种快速检测腺病毒感染的方法，称"Rapid Pathogen Screening（RPS）Adeno Detector"。这种方法具有敏感性和特异性，在办公环境中检测简单、便宜、实用，且无须特殊设备或特殊训练人员。RPS 能够检测 53 种腺病毒血清型，与 PCR 相比，其灵敏度为 89%，特异性为 94%。简单的 RPS 检测与复杂的病毒培养和荧光染色检测方法一样准确。如果检测后出现红色测试线，则可在 10 分钟内进行诊断。RPS 的出现给腺病毒性角膜炎的诊断带来了便捷，有利于早期诊断及治疗。

28. 带状疱疹病毒性角膜炎具有治疗周期长、存在后遗神经痛、治愈率低等特点

带状疱疹是人体受到水痘 - 带状疱疹病毒感染引起的一种常见皮肤病。患者初次感染水痘 - 带状疱疹病毒后，以水痘为临床表现。水痘是一种发痒的皮疹，经常涵盖整个身体，其潜伏期为 10 ～ 21 天，皮疹爆发通常在发烧和非特异性流感样症状之前。患者最初出现红色的斑疹，通常在面部和头皮，一波一波出

现，在躯干和四肢蔓延，随后表现为水泡，然后发展为脓疱，最后结壳并痊愈。青少年和成年人比儿童发病更严重。此后，水痘－带状疱疹病毒便潜伏于脊髓背根神经节内。至成年时期，当出现某种诱因（如上呼吸道感染、免疫力低下、使用免疫抑制药物、艾滋病、器官移植、癌症、慢性皮质类固醇治疗、压力、外伤）时，此病毒可再度活化，易侵犯三叉神经的第一或第二支，从而发生头面部及眼睑带状疱疹。带状疱疹发病率为每年1.25‰～5.25‰，其中10%～25%患者可以发生带状疱疹眼病，且发病风险随着年龄增长而增长。带状疱疹眼病是由三叉神经鼻睫支中的水痘－带状疱疹病毒再激活引起。

因病毒为嗜神经性，在门诊接诊的患者外观常表现为沿神经分布，成串密集的疱疹，通常为一侧面部（包括额部、眼周和鼻部），多伴剧烈的神经疼。角膜神经末梢丰富，加之紧邻眼睑皮肤，一旦病毒感染支配眼球的三叉神经睫状神经分支，常出现各种类型的病毒性角膜炎、角膜溃疡、睑结膜炎，甚至并发虹膜睫状体炎、青光眼等并发症。其他并发症，最普遍的是带状疱疹后遗神经痛，其可以导致数年存在的慢性且使人衰弱的神经痛，通常较难治愈。带状疱疹病毒复制能力强，患者主观感受差且具有易复发、并发症多、治疗周期长、存在后遗神经痛、治愈率低等特点。在上述鉴别诊断中，已经将带状疱疹性角膜炎和单纯疱疹病毒性角膜炎的裂隙灯显微镜下结构进行了比较和区别，这里不加赘述。

当带状疱疹患者首诊于眼科时，除了密切观察患者眼部表现，还需要关注患者全身情况，以防皮损播散至全身甚至侵犯脑神经，出现病毒性脑炎、脑膜炎，甚至致死。此外，还需注意提醒患者避免接触老人、小孩、孕妇，以及免疫力低下者，避免交叉感染。

29. 巨细胞病毒性角膜内皮炎临床表现特异性差，需与其他眼表疾病相鉴别，以避免延误诊治

巨细胞病毒性角膜内皮炎是由巨细胞病毒所引起的角膜内皮的炎症反应。巨细胞病毒感染通常是隐性感染，可以经唾液、母乳、性接触和器官移植等途径在人群中传播。其中，细胞免疫缺陷人群易发病，免疫功能正常人群则很少引起症状。有研究表明，在美国 40 岁以上人群中，巨细胞病毒性角膜内皮炎感染率高达 80% ～ 85%，甚至有些国家其血清抗体阳性率高达 100%。巨细胞病毒性角膜内皮炎临床表现，包括角膜水肿、线性 KP、免疫环形成、钱币状或线状角膜后沉积物、眼压升高。

巨细胞病毒性角膜内皮炎患者前房炎症轻或不出现。最为常见的表现是线状角膜内皮炎，线状角膜水肿带标志着角膜内皮细胞正在快速的丢失。临床表现中，角膜后沉积物一般都位于角膜水肿区的边界上，呈环形或线性分布。在共聚焦显微镜下，钱币状角膜后沉积物则表现为鹰眼样病灶，对应着角膜内皮细胞中的包涵体。

除此之外，巨细胞病毒性角膜内皮炎可以通过 PCR、房水中巨细胞病毒抗体检测等手段进行病原体排查和对病情预后进行判断。

巨细胞病毒性角膜内皮炎的治疗，包括抑制病毒复制、减轻炎症反应、积极保护角膜内皮细胞。临床上，一般首选更昔洛韦眼用凝胶及口服抗病毒药物，在此基础上可联合局部糖皮质激素治疗。如果遇到诊断延误或病情严重者，可在病情控制的前提下考虑穿透性角膜移植或角膜内皮移植术。当然，由于巨细胞病毒性角膜内皮炎的临床表现特异性差，如若不加以诊断，极易被延误并导致严重后果。因此，需要临床医生了解并熟悉此病特征以避免延误诊治。

儿童病毒性角膜炎的管理

30. 儿童 HSK 的复发率高于成人，应当给予重视

儿童的视力损失主要是由于角膜瘢痕所致，从而导致视力丧失或屈光性弱视。在儿童 HSK 患者中基质型角膜炎最为常见，而角膜基质的混浊甚至角膜基质瘢痕的形成正是导致视力丧失或屈光性弱视的罪魁祸首。但事实上，与成年人相比 HSK 的复发更可能发生在儿童这一弱势群体。有文献报道，儿童 HSK 的复发率超过 50% 且平均复发时间为 13 个月。既往有 HSK 病史的患眼，疾病复发最有可能发展为基质型角膜疾病，但也可表现为上皮型角膜炎和睑缘相关性结膜炎。因此，当接诊到儿童患者既往曾因角膜疾病多次治疗或先前发生过 HSK 时，应该给予高度重视，以避免不必要的眼部治疗。

31. 临床上应避免将儿童 HSK 误诊为其他眼部疾病

在成年人中，树枝状角膜炎是 HSK 最常见的眼部表现，而在儿童中基质型角膜炎则最为常见，这可能是由继发炎症反应引起的。患 HSK 的儿童如果无明显临床表现，即使三级医疗机构也有较高的误诊率。儿童 HSK 常见的误诊疾病包括葡萄球菌性睑缘炎、角结膜炎、滤泡性角膜结膜炎等眼部疾病。上述提到的葡萄球菌性睑缘炎及角结膜炎通常是双侧的，而儿童 HSK 最常见的临床表现是单侧患病。因此，任何患有反复发作的单侧角膜结膜炎的儿童应高度怀疑 HSK。

32. 相比成人，双侧 HSV 相关性睑结膜炎和角膜炎在儿童中更常见

虽然儿童单侧 HSK 是最常见的，但与成年人相比，双侧 HSV 相关性睑结膜炎和角膜炎在儿童中更常见。有研究发现，最初表现为双侧疱疹性睑结膜炎的儿童并没有发展成双侧角膜炎。一些临床表现主要为双侧疱疹性睑结膜炎的患儿，多数患儿都患有哮喘、特异性疾病和全身系统性疾病。这可能是由于特异性疾病患者体内 Th1 细胞活性降低，导致了其对 HSV 感染的敏感性；相反的，特异性疾病患者体内主要表现为 Th2 细胞的反应，而 Th2 细胞可抑制 Th1 细胞的活性并阻碍机体对 HSV 产生

的免疫反应。

33. 长期预防性口服阿昔洛韦可能可以降低儿童 HSK 的复发率

患有 HSK 的儿童往往视力不佳，且发展为角膜瘢痕的发生率高达 80%，其中 50% 的患儿角膜瘢痕位于角膜中央位置。此外，儿童 HSK 可因角膜瘢痕的形成导致角膜的散光，甚至可因屈光不正导致弱视。因此，预防儿童 HSK 的反复发作就显得尤为重要了。

阿昔洛韦是一种可耐受且有效治疗成人 HSV 感染的药物。虽然现在还未曾对儿童进行随机对照试验，但各研究均表明阿昔洛韦在儿童人群中耐受性良好。由于儿童滴眼治疗方案难以实施，口服治疗是儿童 HSK 患者理想的治疗方案。此外，采取口服阿昔洛韦治疗方案时，需要避免药物存在的不良反应。Liu 等在研究报告中显示，在 53 名受试者中，有 45 名儿童接受口服阿昔洛韦治疗，仅有一位接受阿昔洛韦悬浮液治疗 9 个月的女孩出现了腹泻的不良反应。阿昔洛韦悬浮液和胶囊形式都含有添加成分，如羧甲基纤维素钠、甘油和一水合乳糖，这些添加成分都可能在儿童身上发生不良反应。对于需要阿昔洛韦胶囊治疗的乳糖不耐症患儿，推荐使用外源性乳糖酶来避免潜在的不良反应。

鉴于与成人相比，儿童 HSK 复发率较高，需要长期使用预防性口服剂量的阿昔洛韦，尤其是基质型角膜炎。尽管目前阿昔洛韦在儿童中的应用已经超出说明书的使用范围，但是目前观察尚有广泛的安全性。

对于预防剂量，Liu 等目前推荐与治疗相同的方案，而服用频率则为 2 次 / 日。预防使用阿昔洛韦应在最后一次复发后延长至少 1 年，并进行周期性的肾脏和肝脏功能监测。但是，尽管长期治疗，仍然会复发，这可能有几个因素：①更严重或频繁发生 HSK 的儿童对 HSV 具有更强的炎症反应；②儿童在生长时可能需要调整剂量以维持预防和治疗水平。

目前推荐的治疗剂量的建议如下：18 个月以下，100mg，3 次 / 日；18 个月～ 3 岁，200mg，3 次 / 日；3 ～ 5 岁，300mg，3 次 / 日；6 岁以上，400mg，3 次 / 日。预防剂量不变，频率则改为 2 次 / 日。

病毒性角膜炎的新进展及展望

34. 从理论上来说，接种 HSV-1 疫苗是有害的

目前市场上唯一的带状疱疹疫苗是 zostavax 疫苗，主要用于 50 ~ 59 岁人群。美国研究小组发现了预防带状疱疹病毒感染的减毒活疫苗，该疫苗主要适用于 50 岁以上免疫力正常的人群，而在年轻人群中局部免疫反应较强。研究显示，该疫苗在 60 岁以上的人群中有效持续时间为 8 ~ 10 年，对于 50 ~ 59 岁人群尚无研究数据。因此，对于 50 岁以上的人群，必要时可注射带状疱疹病毒疫苗进行预防。

另一种 Varicella-zoster 免疫球蛋白，已经被研发用于水痘 - 带状疱疹病毒暴露后的预防。除此之外，在某些疾病中，疫苗也已经被证实能有效地控制和消除一些并发症及可致盲的传染性疾病。在美国，减毒风疹疫苗的标准化使用已经消除了地方性风疹、先天性风疹及其眼科并发症。相比之下，研发有效的 HSV-1

疫苗是否有利于疾病的预防仍然是未知的。

病毒导致宿主产生的免疫调节和病毒感染宿主所建立潜伏期的能力阻碍了疫苗的开发。一方面，研发疫苗的目的是预防原发感染或治疗复发感染，预防性接种疫苗旨在消除或减少皮肤、黏膜中病毒的复制，并防止病毒进入神经。由于病毒可以迅速侵入神经末梢，使得受此神经支配的黏膜部位感染，因此想要限制单纯疱疹病毒感染神经系统是非常困难的。另一方面，体液免疫介导所产生的特殊的抗体可以中和黏膜或角膜表面的病毒。单纯疱疹病毒的大小和复杂性，以及其在细胞附着和融合中产生的多种糖蛋白使得针对一种或两种病毒多肽的疫苗是不太可能有效的。此外，为了清除病毒或避免病毒重新感染角膜，免疫反应能在清除病毒的同时引起免疫调节反应，从而导致对角膜的附带损伤。由于 HSV-1 特异性免疫在介导眼损伤中可能起到作用，因此眼部 HSV-1 感染的治疗性接种在理论上是有害的。疱疹疫苗的普遍接种仍然存在许多障碍，例如疫苗成本太高、医疗保险的报销政策不支持、缺乏教育和疫苗的存储等问题。

35.HSV-2 疫苗的研发仍然占据主要位置，未来疫苗的研发可能针对病毒抗原决定簇进行

目前，HSV-2 疫苗的研发大大阻止了 HSV-1 疫苗的发展。在临床上，HSV-2 疫苗是否能运用于对 HSV-1 感染的预防仍有

待观察。由于流行病学模式的改变，较新的疫苗可能针对 HSV-1 和 HSV-2 抗原决定簇进行研发。在原发性和复发性眼部疾病的眼部模型中进行疫苗试验将是至关重要的。

36. 人工角膜研发为角膜盲患者带来曙光

在全球范围内，约有 1000 万人患有角膜盲，但是由于眼角膜捐献匮乏，每年只有 10 万人可以进行角膜移植手术。人工角膜材料的探索自 1789 年开始，法国学者 Pellier 首次提出用玻璃代替混浊的角膜。早期使用的无机材料多为玻璃、塑料、氧化铝等，这些材料坚硬、无通透性，术后极易发生并发症。

目前，主要有两种人工角膜应用于临床中，使用最多的是波士顿人工角膜（Boston Keratoprosthesis，B-KPro）和骨－齿人工角膜（Osteo-Odonto-Keratoprosthesis，OOKP），其中波士顿人工角膜的应用最为广泛，它的主要材料是聚甲基丙烯酸甲酯（PMMA），全世界已有 13 000 多人植入了波士顿人工角膜。这些材料对于宿主而言始终是异物，对于角膜移植手术的应用范围存在局限性，同时手术并发症（如移植物坏死、融解等）是失败的主要原因。为了解决生物相容性的问题，组织工程角膜有望成为角膜移植物的等效替代物，从而解决供体不足的问题，寻找适宜的组织工程角膜支架材料是成功构建 TE-HC 的必要条件。包括组织工程角膜上皮、角膜基质和角膜内皮。

目前国内对脱细胞猪角膜基质进行了研究，具有与人角膜基质相似的组织结构，并且已有上市的脱细胞猪角膜基质。研究发现另一种脱细胞来源的异种角膜移植物是鱼鳞，其有大量的结缔组织蛋白和胶原蛋白。构建组织工程角膜内皮也是目前研究的热点，中国在这方面的研究已取得初步成果，未来一旦此项技术成熟并推广与临床治疗中，将是角膜内皮失代偿患者的福音。

总之，人工角膜为患者提供了新的选择，为角膜盲患者带来了享受光明的希望。

37. 靶向基因治疗是寻找 HSK 精准治疗的新手段

HSK 疾病中瘢痕和新生血管形成的发病机制尚未完全清楚，可能涉及 HSV-1 感染后产生的各种趋化因子、细胞因子和生长因子间的相互作用。局部糖皮质激素通常用于角膜基质和虹膜睫状体疾病，可以缓解部分眼表疾病病情的发展。尽管足疗程使用糖皮质激素治疗，仍可以形成瘢痕和新血管。此外，局部糖皮质激素治疗可以产生免疫抑制作用和耐药性 HSV 毒株。随着对 HSK 研究的深入，有研究团队试图通过靶向基因治疗方法来解决这个问题。

（1）HSK 致盲的发病机制是双重的

①病毒侵袭宿主细胞，随后是宿主对此产生炎症和新生血管形成的反应。目前大部分 HSV-1 感染的基因治疗只针对炎症过程。从 20 世纪 90 年代中期开始，几个研究团队就已经研究了 HSV-1 眼病的动物模型中编码 VEGF 拮抗剂和其他炎症介质的质

粒和裸露 DNA。②有研究证实，上皮细胞和基质细胞中的裸露 DNA 可以成功转录成抗血管生成物质。③在角膜基质内注射含有白细胞介素 -18（一种有效的 VEGF 调节剂）的 DNA 质粒，可减少由 HSV-1 感染所致的新生血管生成。

（2）HSV 具有潜伏在三叉神经节的独特能力

即使瘢痕和新生血管形成的风险最小化，被感染的个体仍然容易重新激活 HSV，从而增加其视力损伤的风险。目前 HSK 的治疗策略旨在治疗症状，而不是根除病毒。尤其是在儿童患者中，即使预防性口服抗病毒药物治疗也不能完全防止疾病的复发。鉴于此，一些研究团队正在探索疫苗开发，基因治疗也已成为 HSV 眼病比较有前景的疗法。

迄今为止，没有基因治疗 HSK 的临床试验。尽管如此，有大量的动物研究证明了靶向基因呈递给角膜的功效和安全性。这种治疗方法十分令人兴奋，因为它具有显著降低复发率的潜能。未来是光明的，因为创新的治疗方法在动物模型中证明是有效的，而在解剖学方面与人类角膜非常相似。

国内外指南之我见

38. 病毒性角膜炎相关指南仍较少，应予以关注

就国外而言，我们检索相应关键词后并未发现较权威的病毒性角膜炎方面的指南。相反的，有数篇病毒性角膜炎方面的综述，年限为 1970—2017 年，文献质量良莠不齐。从所得文献角度看来，病毒性角膜炎相关的研究水平已经有了很大的提高，但是，我们对病毒性角膜炎的总体认识还不够深入。

就国内而言，中华医学会眼科学分会角膜病学组于 2011 年撰写了感染性角膜病临床诊疗专家共识，我很荣幸能参与其中。相对于眼科其他疾病相关指南而言，此指南短小精炼，概括了 HSK 定义、发病机制、临床表现、诊断、鉴别诊断和治疗。指南中病毒性角膜炎中常见的 HSK 仅占全文约 1/6 的篇幅。通过此书，希望比较全面地梳理并介绍病毒性角膜炎的国内外诊治进展，利于基层医生或者是刚接触眼科的临床医生进一步了解此疾

病，减少漏诊和误诊。HSK 是眼部致盲性疾病，眼科医生了解疾病的发生发展和诊断治疗不仅是对患者负责，还是对眼科这个职业负责。

中国医学发展很不平衡，医疗水平差别巨大。医疗水平相对高的地区的眼科医生或是医学生可以利用现有的手段，结合所学知识，获得大量的国内外文献，从而可慢慢积累相关知识；但是医疗水平相对低的地区的眼科医生或是医学生能够获得的资源有限，他们的大部分知识是由上一辈医生传授的或是参加各种会议获得的，这时书是最好的老师。

HSK 的诊治确实极具挑战，甚至高年资的临床医生也时有困惑。在诊断上，除了临床经验，近来新出现的共聚焦显微镜可以提供客观诊断依据，逐渐发展的分子生物学及免疫学诊断技术颇有潜力；在治疗上，抗病毒药早期及长期应用已经得到广泛认同，但局部过度应用可引发眼表灾难。激素的应用虽然尚未形成统一的方案，但基于目前认识，除 HSK 上皮型禁止使用激素外，其余皆可权衡利害后适当应用全身或局部激素，但应注意监测不良反应。由于 HSK 病情严重程度是累加的，基于当前治疗手段无法根除潜伏的病毒现状，预防复发的意义明显重于复发后的治疗，应尽量减少复发以避免角膜盲的结局。

正所谓"花有百样红"，每个人的看法和见解亦或是经验都不尽相同。医学是一门不确定的科学，我仅基于有限的认识在此提出病毒性角膜炎 2019 的观点，希望以此服务对病毒性角膜炎仍有所疑惑的眼科同道，并抛砖引玉欢迎广大专家同行给予批评与指导。相信随着医学诊疗技术的发展，目前对于病毒性角膜炎诊疗的困难终将被攻克，届时将会有更加完善的相关指南给予指导。

疑难病例分析

39. 病例一：复发 HSK（上皮型）

患者，男，52 岁，因"左眼畏光、流泪 1 周"就诊。患者 1 周前无明显诱因出现左眼畏光、流泪，伴异物感不适，就诊我院门诊，门诊查体见：左眼瞳孔区角膜上皮树枝状缺损，荧光素钠染色阳性，鼻侧角膜云翳，诊断"复发 HSK（上皮型）"（图 1），予局部抗病毒滴眼液联合角膜绷带镜治疗，治疗 3 天后上述症状

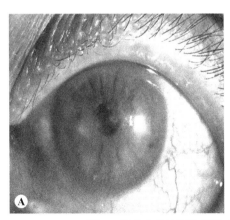 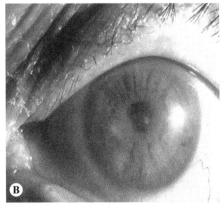

图 1 患者查体诊断为复发 HSK 上皮型（彩图见彩插 1）

注：A：男，52 岁，左眼复发 HSK（上皮型）；B：抗病毒滴眼液联合绷带镜配戴治疗 3 天。

减轻，角膜上皮缺损愈合。

【既往史】既往反复发作 HSK（上皮型）。

【病例分析】HSK 上皮型病变的形态通常为点状、树枝状、地图状角膜炎，病变早期可有轻度眼部刺激症状或无明显症状。大多数 HSK 上皮型在 3 周左右自行消退，多数不留瘢痕，不影响视力，但是当其反复发作或久治不愈，尤其在不适当使用局部糖皮质激素后，病变可向周围及基质层发展。该患者反复发作 HSK 上皮型，部分角膜基质出现云翳。

HSK 上皮型原发感染者通常可自愈，复发者主要依靠局部频繁使用抗病毒滴眼液，禁止使用糖皮质激素滴眼液，以防病变进一步扩散。近年来，角膜绷带镜在眼表疾病的治疗中得以应用，其有缓释药膜效应，可延长药物在眼表时间和提高局部药物浓度，且有保护作用，HSK 上皮型患者联合局部抗病毒药物和角膜绷带镜治疗可取得更佳的临床疗效。

对于持续上皮不愈合的病例，可行角膜清创联合羊膜覆盖术，局部抗病毒药物建议使用不超过 2 周，以免造成角膜药物毒性损伤。

40. 病例二：HSK（基质型，活动期）

患者，男，45 岁，因"左眼视物模糊半年"就诊。患者半年来出现左眼视物模糊，伴眼痛、眼红、畏光、流泪，就诊于当地医院，予"妥布霉素滴眼液、成纤维细胞生长因子眼用凝胶"

点眼，无明显好转。为求进一步诊治就诊我院，门诊以"左眼HSK（基质型）"（图2）收入院。

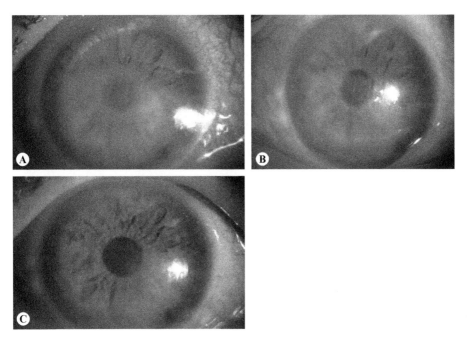

图2 患者查体诊断为左眼HSK基质型活动期（彩图见彩插2）

注：A：男，45岁，HSK（基质型）视力0.08；B：全身抗病毒，局部激素滴眼液治疗2天；C：治疗后1周，视力0.5。

【查体】VOS 0.08，IOP OS：18mmHg，左眼球结膜充血，角膜盘状水肿，后弹力层和内皮层皱褶，角膜知觉减退，前房深，房水清，瞳孔圆，直径约3mm。

【诊断】左眼HSK（基质型，活动期）。

【治疗经过】入院后给予全身抗病毒，全身及局部激素治疗，治疗2天后结膜充血明显减轻，角膜水肿减轻，治疗1周后，结膜充血完全消退，角膜水肿明显减轻，左眼视力提高至0.5，嘱患者出院后继续口服抗病毒药物，局部使用糖皮质激素滴眼液，定期复查。

【病例分析】HSK 基质型可根据病变浸润的深度将其分为浅中基质型角膜炎和深基质型角膜炎，后者又包括基质坏死型和盘状角膜炎。盘状角膜炎为一种特殊盘状角膜基质炎，是 HSV 导致的角膜基质的感染，其炎症反应导致角膜基质盘状渗出、混浊和水肿。在该病例中，角膜盘状水肿，角膜后弹力层和内皮层皱褶，是盘状角膜炎的典型体征。

在诊断盘状角膜炎时应与 HSK 内皮型相鉴别，HSK 内皮型引起的是以基质的水肿为主，可为盘状水肿，但是以角膜内皮细胞功能受损为主要表现；角膜内皮炎症反应累及的区域角膜基质水肿增厚，上皮下水泡；HSK 内皮型角膜水肿区对应的角膜内皮面有大量 KP 聚集，没有 KP 的区域很少有角膜水肿出现，一般没有渗出和新生血管。HSK 内皮型控制后，角膜基质可完全透明，不留任何瘢痕，而 HSK 基质型常在多次炎症反应后留有角膜基质的混浊；HSK 内皮型常伴有轻度或中度的虹膜炎，HSK 基质型一般不出现前房反应。

在诊断 HSK 的同时，也应注意与其他感染性角膜炎相鉴别，细菌性角膜炎通常在 1 ～ 2 天内视力下降明显，眼部刺激症状明显，角膜浸润水肿，反应较重，多伴脓性分泌物，可结合角膜刮片细菌培养做出诊断。真菌性角膜炎多数有植物性外伤史或角膜接触镜配戴史，眼部可有异物感或刺痛，典型的角膜病变体征有菌丝苔被、伪足、免疫环、内皮斑等，可结合角膜刮片或共聚焦显微镜检查以诊断。

由于 HSV 在三叉神经节及角膜内终身潜伏，HSK 不可能完全根治，临床药物治疗的目的主要是控制病情发展、缓解症状及减少病毒复发。HSK 基质型在抗病毒药物治疗有效的情况下，全身及局部适当使用糖皮质激素，以抑制病毒抗原诱发的宿主免疫反应。在治疗过程中，密切监测眼压变化。

41. 病例三：复发 HSK（基质型）

患者，女，70 岁，因"左眼视物模糊 1 年余"就诊。患者 1 年前无明显诱因出现左眼视物模糊，伴眼红、眼痛、异物感，曾就诊于我院诊断为"左眼 HSK（基质型）"，曾行"左眼羊膜移植术"，予全身抗病毒治疗，局部糖皮质激素治疗，病情好转，但仍反复发作。今为求进一步诊治就诊我院，门诊以"复发 HSK（基质型）"（图 3）收入院。

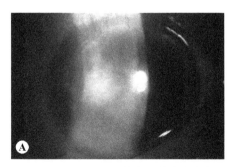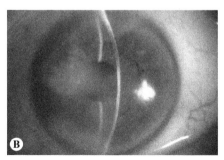

图 3　患者查体诊断为复发 HSK 基质型（彩图见彩插 3）

注：A：复发 HSK（基质型），角膜基质可见大量新生血管；B：全身抗病毒、局部激素滴眼液、雷珠单抗角膜基质多点注射 1 周。

【既往史】既往左眼反复发作结膜炎病史；左眼 HSK 病史；左眼"羊膜移植术"病史。

【查体】左眼结膜轻度充血，角膜水肿，基质深层见新生血管长入，角膜知觉减退，前房深，房水清，瞳孔圆，直径约3mm。

【诊断】左眼复发 HSK（基质型）。

【治疗经过】入院后全身抗病毒，局部糖皮质激素治疗，角膜基质多点注射"雷珠单抗"治疗，1 周后。结膜充血明显减轻，角膜水肿减轻，角膜基质新生血管部分消退。嘱患者出院后继续口服抗病毒药物，局部使用糖皮质激素眼药水，定期复查，监测眼压。

【病例分析】HSK 基质型病变累及角膜基质，角膜基质炎性水肿、混浊，如病情反复发作，炎症控制后常留下角膜云翳或斑翳，且病灶常有新生血管长入。HSK 基质型的发生还与病毒抗原引起的免疫反应有关，当病毒侵入角膜基质层，病毒被部分消除，部分逃逸至角膜基质内，在角膜基质细胞内增殖并改变基质细胞壁的抗原，引起免疫反应。病毒无活动性改变时，角膜基质细胞壁已改变了抗原性，导致持续的自身免疫反应，造成疾病反复发作、迁延不愈。

该患者 HSK 病史，病情反复发作，病变累及角膜的基质层，角膜基质内炎性水肿、混浊，伴新生血管长入。经过全身抗病毒治疗及局部糖皮质激素治疗后，角膜水肿减轻。角膜基质内多点注射"雷珠单抗",角膜新生血管减轻,雷珠单抗通过拮抗血管内皮生长因子A(VEGFA)以发挥抗血管作用,其在眼底疾病中得以大量应用,但对于角膜新生血管的治疗有待大量临床试验进一步观察其疗效。

42. 病例四:HSK(基质坏死型)

患者,女,61岁,因"左眼眼红、眼痛1个月"就诊。患者1个月前"感冒"后出现左眼眼红、眼痛,伴视力下降、睁眼困难、流泪等不适,就诊于当地医院,予"抗生素眼药水(具体不详)"点眼后无明显好转。为求进一步诊治就诊我院,门诊以"HSK(基质坏死型)"(图4)收入院。

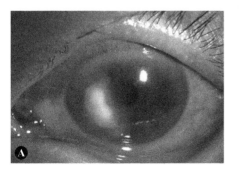

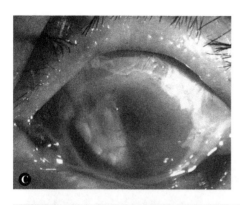
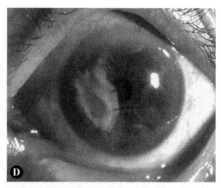

武汉大学人民医院&湖北省人民医院PCR检验报告单

（荧光定量PCR（分泌物））　　　　仪　器：PCR

姓名：	性别：	年　龄：	样本号：5204
科别：	床号：	病人ID：	送检者：
标本：分泌物	诊断：		备　注：

| 项　目 | 结　果 | 单　位 | 参　考　值 |
| 单纯疱疹病毒I型DNA(HSV(I)DI | <1.00E+3 | copies | <最低检出限(1.00E+3) |

图 4　患者查体诊断为 HSK 基质坏死型（彩图见彩插 4）

注：A、B：患者，女，61 岁，HSK（基质坏死型），房水 *HSV-1* DNA 荧光定量 PCR 检测（＋）；C：全身抗病毒，局部激素滴眼液，多层羊膜移植术；D：术后 1 个月，外层羊膜融解，内层羊膜覆盖在位；E：术后 23 天，复查房水 *HSV-1* DNA *PCR* 检测（－）。

【既往史】既往左眼反复眼红、眼痛。

【查体】左眼结膜充血，鼻侧角膜可见灰白色 2.5×4cm 溃疡灶，深达基质层，病变区角膜混浊、水肿、炎性浸润，前房清，瞳孔圆，直径约 3.0mm。

【诊断】左眼 HSK（基质坏死型）。

【治疗经过】入院后行房水 *HSV-1* DNA 荧光定量 PCR 检测，结果为阳性，经全身抗病毒，局部糖皮质激素滴眼液治疗，并行

"角膜清创 + 多层羊膜移植术"，术后 1 个月，结膜充血减轻，外层羊膜融解，内层羊膜覆盖在位，复查房水 HSV-1 DNA PCR 检测，结果阴性。继续口服抗病毒药物治疗。

【病例分析】该患者角膜病变达深基质层，呈灰白色浸润，房水 HSV-1 DNA 荧光定量 PCR 检测为阳性，诊断左眼 HSK（基质坏死型）明确。

此类型 HSK 的病因除病毒直接损害外，还与病毒抗原引起的细胞免疫反应有关，常导致角膜瘢痕、角膜新生血管、角膜变薄或穿孔。除药物治疗外，联合羊膜移植常能取得良好的临床疗效。

43. 病例五：复发 HSK（基质坏死型）

患者，女，65 岁，因"左眼眼红、畏光半月"就诊。患者半月前无明显诱因出现左眼眼红、畏光，伴流泪、视物模糊，就诊于我院门诊，诊断"HSK"，予口服抗病毒药物，局部糖皮质激素眼药水治疗，稍好转，3 天前患者"感冒"后病情加重，为进一步诊治就诊我院门诊。门诊以"左眼复发 HSK（基质坏死型）"（图 5）收入院。

【既往史】既往左眼 HSK 病史。

【查体】左眼结膜充血，中央角膜可见灰白色溃疡灶，深达基质层，病变区角膜混浊、水肿、炎性浸润，伴大量新生血管，前房深，余窥不清。

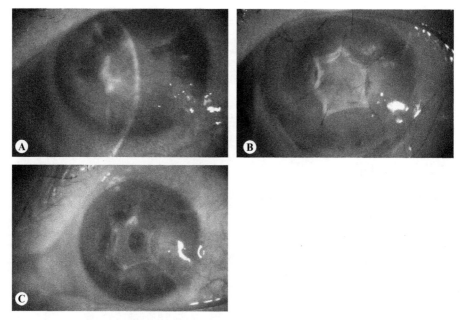

图 5　患者查体诊断为复发 HSK 基质坏死型（彩图见彩插 5）

注：A：左眼复发 HSK（基质坏死型）；B：多层羊膜移植术后 1 天；C：术后 4 个月。

【诊断】左眼复发 HSK（基质坏死型）。

【治疗经过】入院后予全身抗病毒，局部激素滴眼液联合多层羊膜移植术。术后结膜充血和角膜水肿明显减轻，新生血管部分消退，外层羊膜融解，溃疡愈合后角膜瘢痕形成。

44. 病例六：HSK（基质型，稳定期）

患者，男，75 岁，因"左眼视力下降 2 年"就诊。患者 2 年前出现左眼眼红、眼痛、流泪等不适，伴视力下降，反复发作，于我院诊断"HSK"，予全身抗病毒、局部糖皮质激素治疗，上述症状缓解，视力无改善。为求进一步诊治就诊我院，门诊以

"左眼角膜斑翳"（图6）收入院。

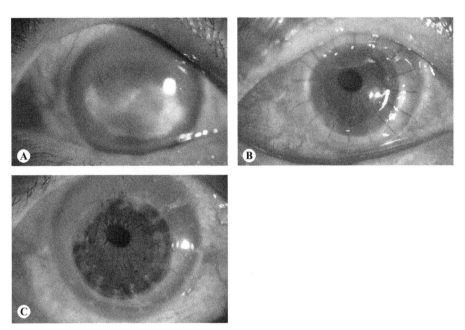

图6 患者查体诊断为HSK基质型稳定期（彩图见彩插6）

注：A：HSK（基质型稳定期）；B：PKP手术；C：PKP术后1年。

【既往史】左眼HSK反复发作病史。

【查体】VOS HM/30cm，左眼结膜轻度充血，中央区角膜斑翳，周边新生血管长入。

【诊断】HSK（基质型，稳定期）。

【治疗经过】入院后行左眼穿透性角膜移植（PKP），术后予以抗炎、抗排斥治疗，术后1年角膜植片透明，视力明显提高。

【病例分析】该患者反复发作HSK，导致角膜斑翳，新生血管长入，病灶位于角膜中央部位，面积较大，严重影响视力。手术治疗是提高视力的唯一手段。

HSK 基质炎症稳定后，可行角膜移植，切除病变的角膜组织。

45. 病例七：HSK（内皮型）

患者，男，57 岁，因"左眼眼红、眼痛半月"就诊。患者半月前无明显诱因出现左眼眼红、眼痛，伴流泪、视物模糊，就诊于当地医院，予"抗生素眼药水（具体不详）"点眼，无明显好转。为求进一步诊治就诊我院门诊，门诊以"HSK（内皮型）"（图 7）收入院。

【查体】VOS CF/10cm，左眼结膜充血，角膜弥漫性水肿、增厚，上皮下水泡，内皮及后弹力层皱褶。

【检查】角膜内皮镜：左眼角膜内皮细胞形态不规则，细胞密度为 726.6（/mm²）。

【诊断】HSK（内皮型，活动期）。

【治疗经过】入院后全身抗病毒、局部糖皮质激素眼药水治疗。2 周后复查，角膜水肿消退，角膜透明，视力提高至 1.0。

【病例分析】HSK 内皮型是一种较严重的 HSK，往往并非由 HSK 上皮型或 HSK 基质型病变进展而来，典型的 HSK 内皮型在炎症反应期角膜基质无炎性细胞浸润，角膜基质水肿继发于内皮细胞的炎症反应，可有明显的睫状充血、角膜水肿、增厚，后弹力层皱褶。最主要与 HSK 基质型中的盘状角膜炎鉴别。在病

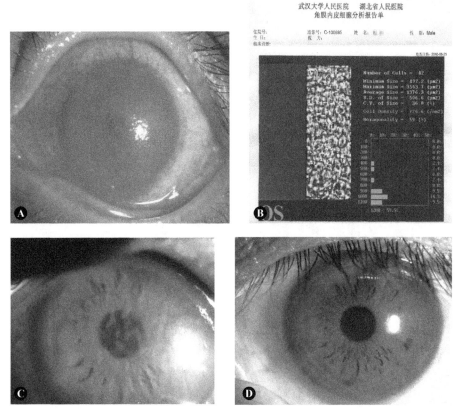

图 7 患者查体诊断为 HSK 内皮型活动期（彩图见彩插 7）

注：A、B：男，57 岁，HSK（内皮型），视力 CF/10cm；C：全身抗病毒，全身及局部激素滴眼液治疗；D：治疗 2 周后视力提升至 1.0。

例 2 中已对二者的鉴别诊断做出描述。

HSK 内皮型的治疗关键是全身抗病毒药物和全身及局部糖皮质激素联合应用，以迅速控制病情，减少角膜内皮细胞损害。治疗期间密切监测眼压变化。

46. 病例八：HSK（混合型，稳定期）

患者，女，52岁，因"左眼视力下降3年"就诊。患者3年前开始出现视力下降，伴畏光、刺痛等不适，就诊于当地医院，考虑"左眼角膜炎"，予局部糖皮质激素眼药水（具体不详）治疗后症状好转，现患者因视力不佳就诊我院门诊，门诊以"HSK"（图8）收入院。

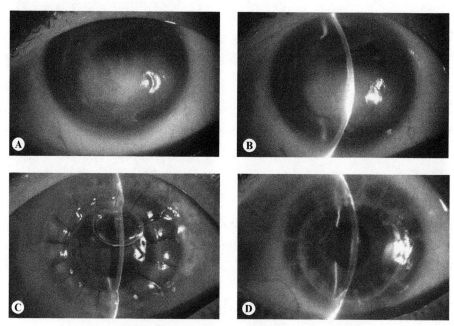

图8 患者查体诊断为 HSK 混合型稳定期（彩图见彩插8）

注：A、B：混合型，稳定期；C、D：PKP 术后1天及1年。

【既往史】左眼角膜炎反复发作病史。

【查体】VOS 0.1，左眼结膜无充血，中央下方角膜白色混浊并增厚。

【诊断】HSK（混合型，稳定期）。

【治疗经过】考虑患者为 HSK 内皮及基质混合型，入院后行左眼 PKP，术后予全身抗病毒、局部糖皮质激素、抗排斥等治疗，术后 1 年角膜植片透明，视力较前提高。

参考文献

1. 中华医学会眼科学分会角膜病学组.感染性角膜病临床诊疗专家共识（2011年）.中华眼科杂志，2012，（1）：72-75.

2. 史伟云.重视单纯疱疹病毒性角膜炎内皮型的诊治.中华眼科杂志，2011，（1）：4-6.

3. 余晨颖，李莹.巨细胞病毒性角膜内皮炎的诊断与治疗.中华眼科杂志，2014，（9）：711-714.

4. Al-Dujaili L J，Clerkin P P，Clement C，et al.Ocular herpes simplex virus：how are latency，reactivation，recurrent disease and therapy interrelated.Future Microbiol，2011，6（8）：877-907.

5. Azher T N，Yin X T，Tajfirouz D，et al.Herpes simplex keratitis：challenges in diagnosis and clinical management.Clin Ophthalmol，2017，11：185-191.

6. Borkar D S，Gonzales J A，Tham V M，et al.Association between atopy and herpetic eye disease：results from the pacific ocular inflammation study.JAMA Ophthalmol，2014，132（3）：326-331.

中国医学临床百家

7. Borkar D S, Tham V M, Esterberg E, et al.Incidence of herpes zoster ophthalmicus: results from the Pacific Ocular Inflammation Study.Ophthalmology, 2013, 120 (3): 451-456.

8. Farooq A V, Shukla D.Herpes simplex epithelial and stromal keratitis: an epidemiologic update.Surv Ophthalmol, 2012, 57 (5): 448-462.

9. Graue-Hernández E O, Arenas E.Herpetic Keratitis: A review of the evidence.2014, 13 (3).

10. Kaufman H E.Adenovirus advances: new diagnostic and therapeutic options. Curr Opin Ophthalmol, 2011, 22 (4): 290-293.

11. Kaye S.Herpes simplex keratitis: bilateral effects.Invest Ophthalmol Vis Sci, 2015, 56 (8): 4907.

12. Ludema C, Cole S R, Poole C, et al.Association between unprotected ultraviolet radiation exposure and recurrence of ocular herpes simplex virus.Am J Epidemiol, 2014, 179 (2): 208-215.

13. Parra-Colin P D L, Garza-Leon M, Ortiz-Nieva G, et al.Oral antivirals for preventing recurrence of herpes simplex virus keratitis.John Wiley & Sons, Ltd, 2013.

14. Piret J, Boivin G.Antiviral resistance in herpes simplex virus and varicella-zoster virus infections: diagnosis and management.Curr Opin Infect Dis, 2016, 29 (6): 654-662.

15. Revere K, Davidson S L.Update on management of herpes keratitis in children. Curr Opin Ophthalmol, 2013, 24 (4): 343-347.

16. Ritterband D C.Herpes simplex keratitis: classification, pathogenesis and

therapy.Expert Review of Ophthalmology，2014，1（2）：241-256.

17. Rolinski J，Hus I.Immunological aspects of acute and recurrent herpes simplex keratitis.J Immunol Res，2014，2014：513560.

18. Shtein R M，Elner V M.Herpes simplex virus keratitis：histopathology and corneal allograft outcomes.Expert Rev Ophthalmol，2010，5（2）：129-134.

19. Steiner I，Kennedy P G，Pachner A R.The neurotropic herpes viruses：herpes simplex and varicella-zoster.Lancet Neurol，2007，6（11）：1015-1028.

20. Silverberg J I，Norowitz K B，Kleiman E.Association between varicella zoster virus infection and atopic dermatitis in early and late childhood：a case-control study.J Allergy Clin Immunol，2010，126（2）：300-305.

21. Tabery H M.Varicella-Zoster Virus Epithelial Keratitis in Herpes Zoster Ophthalmicus.Springer Berlin Heidelberg，2011.

22. Zerboni L，Sen N，Oliver S L，et al.Molecular mechanisms of varicella zoster virus pathogenesis.Nat Rev Microbiol，2014，12（3）：197-210.

出版者后记
Postscript

科学技术文献出版社自 1973 年成立即开始出版医学图书，40 余年来，医学图书的内容和出版形式都发生了很大变化，这些无一不与医学的发展和进步相关。《中国医学临床百家》从 2016 年策划至今，感谢 600 余位权威专家对每本书、每个细节的精雕细琢，现已出版作品近百种。2018 年，丛书全面展开学科总主编制，由各个学科权威专家指导本学科相关出版工作，我们以饱满的热情迎来了《中国医学临床百家》丛书各个分卷的诞生，也期待着《中国医学临床百家》丛书的出版工作更加科学与规范。

近几年，中国的临床医学有了很大的发展，在国际医学领域也开始崭露头角。以北京天坛医院牵头的 CHANCE 研究成果改写美国脑血管病二级预防指南为标志，中国一批临床专家的科研成果正在走向世界。但是，这些权威临床专家的科研成果多数首先发表在国外期刊上，之后才在国内期刊、会议中展现。如果出版专著，又为多人合著，专家个人的观点和成果精华被稀释。为改变这种零落的展现方式，作为科技部所属的唯一一家出版机构，我们有责任为中国的临床医生提供一个系统展示临床研究成果的舞台。为此，我们策划出版了这套高端医学专著——《中国医学临床百家》丛书。

"百家"既指临床各学科的权威专家，也取百家争鸣之义。

丛书中每一本书阐述一种疾病的最新研究成果及专家观点，按年度持续出版，强调医学知识的权威性和时效性，以期细致、连续、全面展示我国临床医学的发展历程。与其他医学专著相比，本丛书具有出版周期短、持续性强、主题突出、内容精练、阅读体验佳等特点。在图书出版的同时，同步通过万方数据库等互联网平台进入全国的医院，让各级临床医师和医学科研人员通过数据库检索到专家观点，并能迅速在临床实践中得以应用。

在与作者沟通过程中，他们对丛书出版的高度认可给了我们坚定的信心。北京协和医院邱贵兴院士说"这个项目是出版界的创新……项目持续开展下去，对促进中国临床学科的发展能起到很大作用"。中国人民解放军第二军医大学孙颖浩校长表示"我鼓励我国的泌尿外科医生把自己的创新成果和宝贵的经验传播给国内同行，我期待本丛书的出版"；北京大学第一医院霍勇教授认为"百家丛书很有意义"。我们感谢这么多临床专家积极参与本丛书的写作，他们在深夜里的奋笔，感动着我们，鼓舞着我们，这是对本丛书的巨大支持，也是对我们出版工作的肯定，我们由衷地感谢作者的支持与付出！

在传统媒体与新兴媒体相融合的今天，打造好这套在互联网时代出版与传播的高端医学专著，为临床科研成果的快速转化服务，为中国临床医学的创新及临床医师诊疗水平的提升服务，我们一直在努力！

科学技术文献出版社

中国医学临床百家

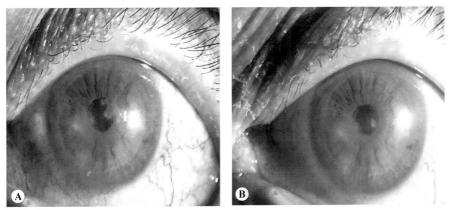

彩插 1　患者查体诊断为复发 HSK 上皮型（见正文第 061 页）

注：A：男，52 岁，左眼复发 HSK（上皮型）；B：抗病毒滴眼液联合绷带镜配戴治疗 3 天。

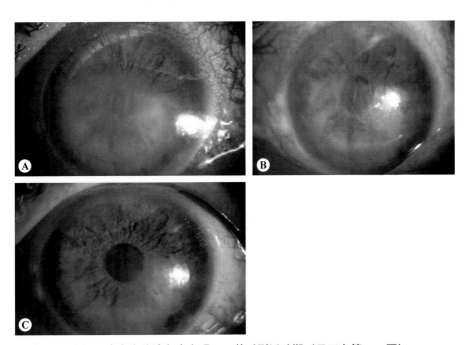

彩插 2　患者查体诊断为左眼 HSK 基质型活动期（见正文第 063 页）

注：A：男，45 岁，HSK（基质型）视力 0.08；B：全身抗病毒，局部激素滴眼液治疗 2 天；

C：治疗后 1 周，视力 0.5。

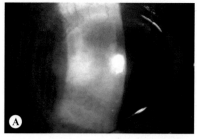
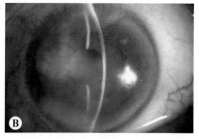

彩插 3　患者查体诊断为复发 HSK 基质型（见正文第 065 页）

注：A：复发 HSK（基质型），角膜基质可见大量新生血管；B：全身抗病毒、局部激素滴眼液、雷珠单抗角膜基质多点注射 1 周。

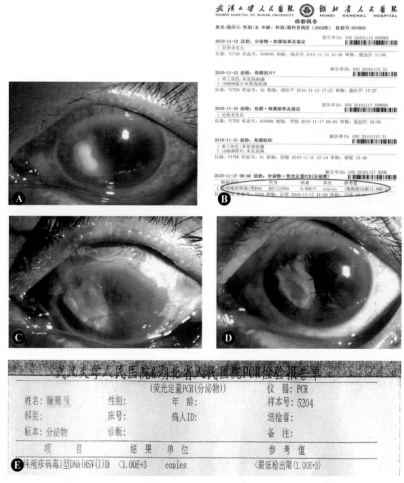

彩插 4　患者查体诊断为 HSK 基质坏死型（见正文第 068 页）

注：A、B：患者，女，61 岁，HSK（基质坏死型），房水 *HSV-1* DNA 荧光定量 PCR 检测（+）；C：全身抗病毒，局部激素滴眼液，多层羊膜移植术；D：术后 1 个月，外层羊膜融解，内层羊膜覆盖在位；E：术后 23 天，复查房水 *HSV-1* DNA *PCR* 检测（−）。

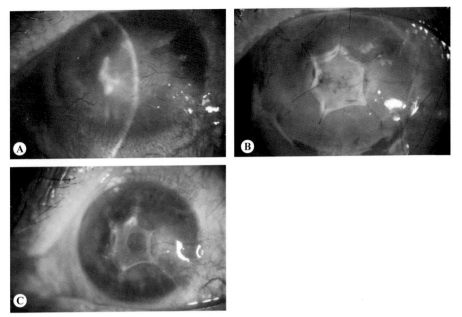

彩插 5　患者查体诊断为复发 HSK 基质坏死型（见正文第 070 页）

注：A：左眼复发 HSK（基质坏死型）；B：多层羊膜移植术后 1 天；C：术后 4 个月。

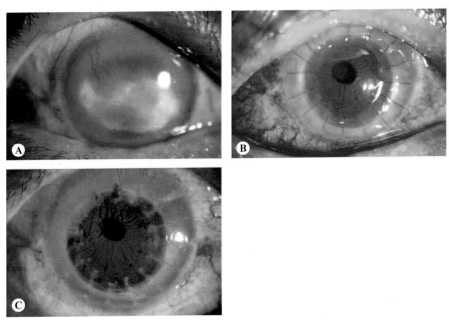

彩插 6　患者查体诊断为 HSK 基质型稳定期（见正文第 071 页）

注：A：HSK（基质型稳定期）；B：PKP 手术；C：PKP 术后 1 年。

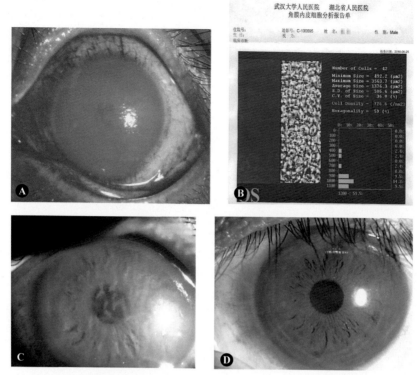

彩插 7　患者查体诊断为 HSK 内皮型活动期（见正文第 073 页）

注：A、B：男，57 岁，HSK（内皮型），视力 CF/10cm；C：全身抗病毒，全身及局部激素滴眼液治疗；D：治疗 2 周后视力提升至 1.0。

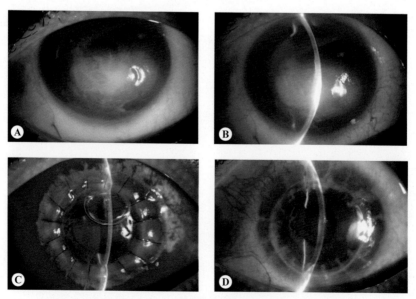

彩插 8　患者查体诊断为 HSK 混合型稳定期（见正文第 074 页）

注：A、B：混合型，稳定期；C、D：PKP 术后 1 天及 1 年。